AF280250

Karin Pisar

CHARLY und die „Nabelschnur“
Mein erstes Jahr mit Bauchdialyse

Bibliographische Information der Deutschen Nationalbibliothek
Die Deutsche Nationalbibliothek verzeichnet diese Publikation in der Deutschen Nationalbibliografie; detaillierte bibliografische Daten sind im Internet über http://dnb.d-nb-d.de abrufbar.

Impressum:
© 2009 Karin Pisar
Herstellung und Verlag: Books on Demand GmbH, Norderstedt, Deutschland
ISBN 9783837089905

*Wenn Du denkst, es geht nicht mehr –
kommt von irgendwo ein Lichtlein her.
Lass zu hoffen nicht ab!
(Leitsprüche meiner lieben Großmutter
und Mutter)*

Für Mama

EINS

So, da lag ich nun. Und mir gingen sicher dieselben Gedanken durch den Kopf, die Millionen von Menschen in dem Augenblick sicher auch irgendwo gedacht haben. *„Warum gerade ich?"*
Aber diese Gedanken verschwammen gleichzeitig mit den Tränen, die automatisch gekommen sind. Dann war nur noch Verzweiflung, Angst, Panik vor der Zukunft, Aussichtslosigkeit – und dann trotzdem der Gedankenblitz der Hoffnung und Zuversicht, dass es nicht so schlimm werden wird, dass ich auch damit leben lernen werde.

Ich habe in meinem Leben wirklich schon viel mitgemacht, nicht nur gesundheitlich, aber Dialyse war wirklich nicht das, womit ich gerechnet habe (befürchtet in den letzten zwei Jahren ja, aber dass es wirklich passiert ....)

Die Frage, die sich viele stellen, lautet: Wie kann es soweit kommen? Kann man das verhindern?
Nun, dies lässt sich einfach beantworten: Es kommt wie jede andere Krankheit auch. Basta, einfach so. Verhindern? Nein, verzögern vielleicht ja, verhindern nicht.

Nachdem ich schon seit meiner Kindheit an einer Stoffwechselstörung laboriere, nämlich an Glykogenose I, die mich aber außer einer zu großen Leber und etwas zu kleiner Körpergröße (1,56 m) an nichts hemmt, kamen so im Laufe meines bisherigen Lebens nach und nach immer ein paar Wehwehchen mehr dazu.

Von Lebertumoren einerseits, die sich als gutartig erwiesen, bis zu hohen Cholesterin- und Blutfettwerte andererseits. Von erhöhter Harnsäure und Bluthochdruck gar nicht zu reden, ganz zu schweigen von Blutarmut und zu wenig Eisen.
Vom einen zu viel, vom anderen zu wenig.

So waren speziell meine letzten zehn bis zwölf Jahre geprägt von meinem täglichen „Drogencocktail" an Medikamenten, Spritzen und permanenten Besuchen bei diversen Ärzten, allen voran meinem Internisten. Zugegeben, ohne ihn wäre ich heute eh schon nicht mehr da, aber irgendwann hat man einfach genug von Wartezimmern und ewigen Erklärungen meiner Krankengeschichte.
Regelmäßige Arztbesuche gehören seit meinem 6. Lebensjahr zu meinem Leben, zwischen 18 und 25 habe ich mir aber selber eine Auszeit verordnet, ich wollte nicht mehr. Es ging mir auch gut, also warum schlafende Hunde wecken.

Ich habe es mir dann eben schon zur Angewohnheit gemacht, meine Krankenberichte (hauptsächlich die der Krankenhäuser, denn von denen habe ich genug) immer mitzunehmen und dem betreffenden Arzt mit den Worten *„eine kleine Bettlektüre für schlaflose Nächte"* zu überreichen.

Kommt meistens gut an, denn durch meine angeborene Erkrankung bin ich sowieso ein Spezialfall, der jede Norm sprengt.
Die gibt es nämlich sehr selten und niemand hat Erfahrung. Also müssen sie sich ohnehin erst in die Materie einlesen und ich bin ihnen dabei behilflich. Außerdem wird mein Mund dabei nicht so trocken.

Nachdem ich nun gesundheitlich so dahingewurstelt habe, habe ich natürlich auch ein ganz normales Leben geführt.

Ich habe einen Job, den ich sehr gerne mache und auch weiterhin hoffentlich in diesem Ausmaß noch lange machen kann. Ich gehe Vollzeit arbeiten, mache hobbymäßig Jazz- und Stepptanz und bis vor zwei Jahren war ich mit dem Motorrad noch fleissig unterwegs.
Das ging dann aus verschiedenen Gründen nicht mehr, aber mich juckt es mittlerweile schon wieder ziemlich. Mal sehen, was noch wird. Vorgenommen habe ich es mir jedenfalls.

Ich bin verheiratet, das Thema Kinder hat sich aber aus verständlichen Gründen nicht so recht gestellt. Kann mittlerweile auch damit gut leben, auch wenn es zugegeben Zeiten gab, wo ich daran ziemlich geknabbert habe, und genieße die Zeiten mit meiner Nichte und meinem Neffen, wenn sie bei uns sind.

Und hier kommt etwas ganz Wichtiges zu diesem Thema.

Ohne meinen Mann, meine Familie und meine Freunde hätte ich vieles nicht geschafft.

Auch meinem Chef gebührt großer Dank für sein Verständnis und seine Loyalität, die natürlich auf Gegenseitigkeit beruht.

Auch wenn meine Krankenstände manchmal über Wochen gedauert haben, und er alleine werken musste, er hat auf mich gewartet!

Das ist mein großes Glück! Denn mein Job ist mein Leben, da kann ich am besten abschalten.

ZWEI

Vor zwei Jahren hat es dann also angefangen, dass meine Nieren, nicht mehr so richtig „arbeiteten".
Ich meine, so richtig „gefunzt" haben sie schon länger nicht, hatte immer Eiweiß im Harn, aber nichts desto trotz ging es mir gut.

Und eben plötzlich hat sich bei einer internistischen Routineuntersuchungen herausgestellt, dass meine Kreatininwerte jenseits der Sonne waren.
Gespürt hatte ich bis dahin nichts, fiel wie man so sagt, aus allen Wolken.
Mein Internist bekam leichten Stress und drückte mir ein paar Tage später die Überweisung für das Krankenhaus in die Hand. Ich müsse mich unbedingt genauer untersuchen lassen.

Nun ja, da ich wirklich kein Fan von Krankenhäusern bin (ich kenne nur wenige Leute, die das sind und die sind jenseits der 70), begab ich mich dann nach vorheriger Terminvereinbarung in stationäre Behandlung.
Und wie es eben bei mir so ist, es geht nichts ohne Komplikationen, kam ich zur Station (hatte einen Termin) und es war kein Bett frei.
Ja, sie hätten Aufnahme (eh klar) und ich bin keine Klassepatientin (wer kann sich das schon leisten?) und überhaupt und sowieso.

Ich kam dann in ein 4-Bett-Zimmer, das bereits mit 5 Personen belegt war. Jubel!

Also zusätzlich noch ein Bett hinein, Platz ist ja eh in der kleinsten Hütte (ja schon, nur kein Licht, also zum Lesen am Abend raus auf den Gang, denn ich bin keine alte Dame, die um spätestens acht Uhr schlafen geht, wie meine Zimmergenossinnen).

Dann die üblichen Routinefragen, Essensbestellungen (klingt immer besser als es ist), Blutabnahmen in Litern und endlich die Visite mit Professor und Ärzteschwanz, denen ich gleich mal die Meinung geigte und meinen Unmut kundtat.
Nützt aber nicht viel, können ja schlecht jemand anderen rauswerfen.
Nun gut, werde ich auch überleben. Bin ja eh genügsam.

Eingestellt war ich ja darauf, dass ich mindestens eine Woche die wunderbare Pflege genießen darf, denn mit meiner Krankenvorgeschichte bin ich gern gesehener Gast bzw. Objekt der Begierde für jeden Arzt.
Dementsprechend war ich ausgerüstet mit Büchern, Pyjamas, CD-Player usw. Man weiß ja nie.

Nachdem die ersten Untersuchungen vorüber waren, bekam ich bei der Abendvisite die schöne Mitteilung, dass man eine Nierenpunktion durchführen müsste. Das sei kein Problem, eine Kleinigkeit, tut nicht weh, man bekommt ja eine örtliche Betäubung, und wenn alles gut verläuft, kann ich einen Tag später heimgehen.

Nun denn, frisch ans Werk.

Am nächsten Morgen wurde ich abgeholt und in den kleinen OP gebracht.

Als ich die Spritze für die örtliche Betäubung direkt in die Niere bekam, jaulte ich wirklich kräftig auf (ich bin bei Gott nicht wehleidig, hab schon mehrere Operationen hinter mir, aber das war wirklich heftig).

Daraufhin kam die wirklich dumme Frage des Oberarztes: *„Tut das so weh?"*

Meine Antwort kam prompt: *„Ja, soll ich es mal bei Ihnen machen?"*

Den Rest hab ich dann nicht sonderlich gespürt, muss allerdings doch wild ausgesehen haben, eine junge angehende Ärztin kippte fast aus den Schuhen. Toll, was sollte ich da erst sagen?

Danach kam ich wieder in mein Zimmer (nachdem zwei Patientinnen am Morgen entlassen wurde, hatte ich endlich ein eigenes Bett mit Lampe!) und musste auf einem Sandsack liegend so mehrere Stunden verbringen.

Durfte nicht aufstehen, nicht aufsitzen, nur liegen.

Und wie es so ist, in einem gut organisierten Betrieb, kam natürlich am frühen Nachmittag dann prompt mein Mittagessen.

Abgesehen davon, dass mich Krankenhauskost nicht gerade vom Hocker reißt, war ich doch ob meiner misslichen Lage nicht gerade erbaut davon, Nahrung zu mir zu nehmen, denn im Liegen ist das eher mühsam, zumindest für mich.

Die Krankenschwester hat meine gereizte Stimmung nicht gerade goutiert, aber damit konnte ich leben.

Nach einigen Stunden der Strecklähmung durfte dann der Sandsack endlich entfernt werden und ich wieder aufstehen. Welch ein Gefühl.
Das Abendessen überstand ich auch und die Abendvisite erklärte mir, dass ich am nächsten Tag heimgehen könne.
Das Ergebnis der ganzen Prozedur sei eine chronische Niereninsuffizienz (also schleichendes Nierenversagen), die man mit Cortison etwas aufhalten könne.

Nun gut denn, gebt mir das Zeug und lasst mich heim.
Mein Internist hat mir dann die Medikamente verschrieben und ein paar Tage später mitten in ein paar Tagen Skiurlaub fing ich damit an.
Mit gemischten Gefühlen allerdings, denn ich hatte (was ich mir sonst schon längst abgewöhnt hatte) den Beipacktext etwas genauer studiert.

Oh mein Gott, die Nebenwirkungen lasen sich wie ein Krimi. Aber was soll's, immer noch besser als Dialyse. Das war mein Schreckgespenst.
Mit Argusaugen beobachtete ich mein Gesicht, ob es sich zu einem Mond verändern würde, und horchte in meinen Körper, damit mir ja kein klitzekleines Anzeichen entgeht.

Nachdem sich in den nächsten zwei Wochen nicht dergleichen getan hatte, war ich etwas beruhigt.

Meine Werte wurden auch besser und so war ich recht zuversichtlich.

Doch eines schönen Morgens war es soweit. Aus dem Badezimmerspiegel sah mir ein Monster entgegen.

Mein Gesicht war mondförmig, ich konnte kaum mehr aus den Augen sehen. Es war ein Albtraum.

Ich traute mich kaum auf die Strasse. Im Büro bin ich zum Glück alleine, mir reichten aber schon die komischen Blicke der Klienten. Mein Chef hat zum Glück nonchalant darüber hinweg gesehen.

Bei diesem bin ich zum Glück geschlechtslos und somit war mein Aussehen relativ egal, Hauptsache ich konnte arbeiten, und das tat ich.

So ging es dann dahin. Der Sommer kam, was das ganze nicht unbedingt leichter machte, denn die luftige Kleidung war für meinen unförmigen Körper nicht gerade ein Vorteil, und das Wasser, das mein ganzer Körper im Gewebe ansetzte, wurde in der Hitze noch mehr zur Belastung.

Mein Arzt überwachte meine Werte mit Argusaugen und wir konnten zum Glück dann die Cortisonmenge wieder etwas reduzieren, was sich aber auf mein Aussehen nicht wirklich auswirkte.

In der Zwischenzeit ließ ich natürlich auch andere Mittel nicht unversucht, und suchte eine sogenannte Alternativmedizinerin mit TCM-Methode auf.
Die behandelte mich dann mit Akupunktur und verschrieb mir so komische Kräuter in Pulverform.
Die kosteten ein Schweinegeld, man musste sie in Wasser auflösen und – oh mein Gott, so etwas Furchtbares habe ich noch nie getrunken.
Ich ging regelmäßig fast über und der tolle Nebeneffekt war zusätzlich, dass meine Geschmacksnerven – sonst sehr ausgeprägt – ihren Dienst versagten.
Alles, was ich aß, schmeckte nach Watte, oder um es besser zu formulieren: „als ob man in ein Schwammtuch beißt".
Mit einem Wort: unerträglich.

Nachdem ich diese tollen Kräuter verweigerte und auch die Akupunktur nicht wirklich half, quittierte ich die Zusammenarbeit (außer Spesen nichts gewesen) und verlegte mich auf Rat meiner Schwägerin auf Qui Gong.

Sie zeigte mir die Übungen und ich hatte auch mal eine Privatstunde bei ihrer Lehrerin.
Also, frisch auf, her damit, ich will mir nicht vorwerfen, ich hätte es nicht versucht.

So watschelte ich mit dem „nierenstärkenden Gang" durch die Wohnung und machte die Übungen mit der richtigen Atmung und – kam mir überhaupt nicht dämlich vor.

Nach ein paar Tagen langte es mir endgültig. Das ist einfach nichts für mich, dazu bin ich nicht geeignet.

Trotz meiner eingeschränkten Bewegungsfreiheit und meinem nicht unbedingt attraktiven Gesicht ging ich aber weiterhin meinem lieben Hobby nach, dem Jazz- und Stepptanz.
Einmal in der Woche Training und Ende April dann auch die beiden Ballettabende.
Ich war zwar wirklich geschlaucht, aber es tat mir trotzdem gut. Meiner Trainerin sei dank, dass sie mich überhaupt hat mitmachen lassen in meinem Zustand.

Das Treppensteigen wurde immer mehr zur Qual, was umso erschwerender war, als wir im vierten Stock ohne Lift wohnten.

Mein zweites Hobby, das Motorradfahren, war auch so ein Kapitel. Nachdem ich mich schon plagte, um überhaupt aufsteigen zu können, hatte ich zum Fahren schon gar keinen Biss mehr.
Leider, denn das ging mir schon sehr ab. Aber ich hatte einfach die Kraft nicht mehr, das Ding zu halten, 200 kg sind ja nicht so ohne.
Also war ich nur noch Beifahrerin, was nicht so tragisch war, nachdem das Motorrad meines Göttergatten von einem lieben Autofahrer in geparktem Zustand zu Schrott gefahren wurde. Also hatten wir ohnehin nur noch meine und kurvten eben damit herum.

Das ging so lange, bis mein Mann auch mit meiner Maschine einen leichten Unfall hatte.
Daraufhin beschloss ich, dies als Zeichen zu sehen, und verkaufte sie.

Trotz aller Mühen lebte ich weiter so recht mein Leben und konnte mich teilweise auch über meinen Zustand lustig machen. Galgenhumor nennt man das halt.
Aber ich wusste auch, dass da noch etwas auf mich zukommen würde, was mir gar nicht gefallen würde.

Zusätzlich zu meinen gesundheitlichen Problemen kamen dann natürlich auch noch andere Sorgen, nämlich mit meinen Eltern.

Mein Vater – doch schon hochbetagt – war endgültig bettlägerig geworden und wurde mit Hilfe meiner Mutter und der Altenbetreuung gepflegt, so gut es ging.
Nun, es ging gut, nur leider zum Nachteil für meine Mutter, die sich vor lauter Sorge, was mit Papa wird, wenn sie nicht da ist, sich selbst vernachlässigte und niemanden ein Wort darüber sagte, dass sie schon seit längerem an offenen Beinen litt.

Ich kam durch puren Zufall drauf und war nahe an einem Schlaganfall. So etwas schlimmes hatte ich vorher noch nie gesehen.

Nach einer Odyssee im ersten Krankenhaus, die schon von Amputation und so gesprochen hatten

(Chirurgen halt, gleich das Messer wetzen), landete sie dann zum Glück im richtigen Krankenhaus auf der Dermatologie, die uns gleich beruhigen konnten, dass es viel schlimmeres geben würde (na bravo, mir hat das schon gereicht und ich bin nicht gerade zimperlich).

Was uns allerdings allen nicht erspart blieb, war, dass man sie für mindestens vier Wochen im Krankenhaus behalten würde, Hauttransplantation für die Unterschenkel inbegriffen.

Nachdem sich der erste Schock etwas gelegt hatte, fretteten wir uns mit der Pflege von Papa für die nächsten Wochen mit Hilfe der Altenbetreuung dahin.

Am Abend fuhr ich immer heim, um ihm Abendessen zu richten und Frühstück vorzubereiten und für die Nacht alles herzurichten.

Am nächsten Morgen kam die Altenbetreuung, mittags mein Bruder oder seine Lebensgefährtin, usw. usw.

Es ging ganz gut, war aber natürlich anstrengend. Dazwischen konnten wir ihn zum Glück auch im Spital zum Aufpäppeln unterbringen, da er – weil Mama nicht da war – mit dem Essen und Trinken ziemlich auf Kriegsfuß stand und rapid schwächer wurde.

DREI

So kam Weihnachten und das neue Jahr zog ins Land.

Mein Gesicht wurde immer mehr, mein restlicher Körper ebenfalls. Die Gewichtszunahme war schleichend aber stetig und meine Werte wurden auch nicht besser.

Ich musste mir neue Schuhe für den Winter kaufen, denn ich hatte so geschwollene Füße, dass ich in keinen normalen Schuh mehr schlüpfen konnte.

Von der anderen Kleidung ganz zu schweigen.

Ich zog nur noch bequeme Stretchhosen und Pullis an und kam mir vor, wie eine Tonne.

Auch das Schminken war kaum mehr möglich, meine Lider waren so geschwollen, dass die Wimpern verschwanden und Wimperntusche somit obsolet war.

Ich hätte nie gedacht, dass ich einmal ungeschminkt aus dem Haus gehen würde, aber es war mir schon ziemlich egal.

Hätte meiner „Schönheit" auch nichts mehr gebracht.

Es fiel mir immer schwerer, unter die Leute zu gehen, auch wenn man sich daran gewöhnt, angestarrt zu werden. Aber es trifft einen schon sehr. Ich habe viel geweint.

Und da kann einen niemand trösten, auch wenn es gut gemeint ist und man hört, dass das Aussehen nicht wichtig sei, auf die inneren Werte käme es an, und die hätten sich ja nicht geändert.

Das stimmt schon, aber es ist trotzdem nicht leicht.
Man braucht viel Kraft.

Durch die vielen starken Medikamente, vor allem
dem Cortison, habe ich auch bemerkt, dass ich geis-
tig auch ziemlich nachlasse.
Ich wurde furchtbar vergesslich, was im Büro natür-
lich nicht so gut ist.
Musste mir wirklich alles aufschreiben und trotzdem
passierten mir Fehler, die mir unter andere Umstän-
den niemals passiert wären.
Das Aufstehen vom Bürosessel und Bücken zu den
Aktenschränken wurde auch immer beschwerlicher.
Aber irgendwie ging es doch immer weiter, jeden
Tag, jede Woche, jedes Monat.

Ich lebte mein Leben normal so gut es eben ging.
In diesen Monaten verbrachte ich sehr viel Zeit beim
Arzt. Man kann sagen, jede Woche war ich mindes-
tens einmal zur Blutabnahme und Befundbespre-
chung dort.
Wir reduzierten die Menge Cortison, erhöhten sie
wieder, ein ewiges auf und ab.
Dementsprechend reagierte auch mein Körper.
Ich war permanent müde und ausgelaugt, hatte
Schmerzen durch das viele Wasser, konnte mich im-
mer weniger bewegen.
Der Druck in den Beinen und im Kopf war enorm.

Was noch dazu kam, war, dass wir im April von unserer Wohnung übersiedelten, etwas außerhalb der
Stadt ins Haus der Großmutter meines Mannes.

Die war mit ihrem Mann im Altersheim und das Haus stand leer. Nach einigen Überlegungen haben wir uns doch entschlossen, dass wir es etwas renovieren und einziehen.
Den Umzug habe ich ganz gut überstanden, auch wenn ich kaum schnaufen konnte.
Wir lebten uns auch bald recht gut ein und das Beste für mich war, kein Treppensteigen mehr mit schweren Einkäufen. Das hab ich wirklich genossen.

Aber auch wenn ich mich nicht so gut fühlte, fuhr ich doch mit meiner besten Freundin im Juni einmal für ein verlängertes Wochenende nach Velden am Wörthersee, wo wir in unserer Jugend sehr viele Ferien verbrachten. Wir wollten einfach wieder mal Erinnerungen auffrischen und darin schwelgen. Es war herrlich.

Zwei Wochen später fuhr ich mit ihr und ihren beiden Töchtern dann noch eine Woche nach Cavalino an der Adria. Es war eine herrliche Woche voller Sonnenschein, Meer, Strand, Pool, faulenzen, ... Wirklich wunderbar.
Meine Bewegungen waren zwar schon ziemlich eingeschränkt, aber ich genoss es trotzdem in vollen Zügen.

Der Sommer zog ins Land und die Hitze machte mir mehr zu schaffen, als im Jahr davor.
Das Wasser in meinen Beinen wurde immer mehr und teilweise platzte sogar die Haut auf den Schienbeinen leicht auf und eine helle Flüssigkeit trat aus.

Irgendwie schob ich es aber in meinen Gedanken immer wieder weg.

Im Herbst machten wir dann einen großen Erste-Hilfe-Kurs. Das wollte ich schon immer tun und endlich haben wir uns dazu entschlossen.

Es war zwar sehr anstrengend für mich, weil ich mich nicht mehr richtig hinknien konnte, weil alles so geschwollen war, aber irgendwie schaffte ich es doch.

VIER

Und dann kam der Oktober, der zu meinem Schicksal wurde.

Unseren Hochzeitstag feierten wir zu Hause und beaufsichtigten den Buben unserer Freunde, die gerade am Übersiedeln waren.

Mir ging es gar nicht gut, meine Haut war zum Zerplatzen, ich hatte Schmerzen, aber ich wollte einfach nicht ins Krankenhaus.

Mein Internist hätte es zwar sehr begrüßt, aber zwingen konnte er mich nicht.

Wir brachten unseren Erste-Hilfe-Kurs zu Ende und am Wochenende half ich meinen Freunden noch beim Einpacken der heiklen Gläser usw. für den Umzug.

Am Sonntag beaufsichtigten wir wieder deren kleinen Buben und ich war nicht mehr in der Lage, ihn hochzuheben, geschweige denn, zu wickeln.

Ich saß am Sofa und passte auf, dass er nicht runterfiel oder irgendwo stolperte. Mehr konnte ich nicht mehr tun.

Die erschreckten Gesichter meiner Freunde am Abend gaben mir schon sehr zu denken und mir wurde endlich klar, dass es so nicht weitergehen konnte.

Am nächsten Tag konnte ich kaum ins Auto steigen bzw. wieder aussteigen, die Treppe in den ersten

Stock ins Büro war fast nicht mehr zu schaffen, ich hatte so unsagbare Schmerzen.

Am Abend fuhr mich mein Bruder nach Hause und flehte mich fast an, endlich etwas zu unternehmen, sonst müsse er etwas tun. Er könne das nicht mehr mit ansehen, ich würde ja bald platzen.
Ich versprach ihm, am nächsten Morgen zum Arzt zu gehen, weil ich es ohnehin nicht mehr aushalten würde.

Dies tat ich dann auch, ich war wirklich mürbe. Er versprach mir, sich um die Einweisung ins Krankenhaus zu kümmern.
Ich fuhr ins Büro, erledigte die dringendsten Arbeiten und teilte meinem Chef die Hiobsbotschaft so schonend wie möglich mit, dass ich für einige Zeit ins Krankenhaus müsse.
Er war geschockt, aber mehr ob meiner Gesundheit, als dass er in der Zeit alleine dahinwursteln müsse.

Zu Mittag fuhr ich nach Hause, packte eine Tasche und fuhr am Nachmittag ins Krankenhaus.
Nachdem ich mich angemeldet hatte, ging ich hinauf in die Station und musste wieder mal die gleichen Rituale über mich ergehen lassen.
Nur, dass es mir diesmal wirklich schlecht ging und ich keine Nerven mehr hatte für dumme Fragen.

Dumm in dem Sinn, dass die erste Frage wie üblich war: „Sind Sie angemeldet, sind Sie zusatzversichert?“

Nach der Beantwortung dieser Frage wollte die junge Dame wissen, wieso ich überhaupt hier sei. Ich sah sie ehrlich etwas konsterniert an, denn ob meines Aussehens habe ich eigentlich angenommen, dass man sofort Bescheid wissen müsste.

Da platzte meinem Mann, der mit dabei war, der Kragen und er sagte: „Weil ihre Nieren im Begriff sind, sich zu verabschieden!"

Zum Glück sah ich im Hintergrund den Professor kommen, der sich dann zum Glück an mich erinnern konnte, nachdem ich ihm sagte, dass mein Internist mit ihm gesprochen hätte.

Nachdem sie kein „normales" Zimmer frei hatten, bekam ich ein Bett in einem Zweibettzimmer, obwohl ich nicht zusatzversichert bin.

Mir war das zu diesem Zeitpunkt aber eh schon alles egal. Ich wollte nur schlafen und meine Ruhe haben.

Meine Zimmergenossin war zum Glück eine ältere Dame, die sich ruhig verhalten hat.

Hat sich nicht mal getraut, den Fernseher anzumachen, was mir nur recht war, ich wollte wirklich nichts hören und sehen.

Die üblichen Untersuchungen und Fragen konnte ich natürlich nicht vermeiden, das ist schon klar, aber ich bekam einmal Infusionen gegen die Krämpfe und Schmerzen.

Und noch was bekam ich. Freudestrahlend kam die Schwester mit einem Gehwagerl zu mir ins Zimmer. Ich weiß, es war gut gemeint, aber so weit war ich dann doch noch nicht, dass ich so etwas benötigte.

Nachdem das Missverständnis aufgeklärt war, lachten wir noch ziemlich lange darüber.

Da lag ich nun und konnte keinen klaren Gedanken fassen, was gut war, denn zum Nachdenken kam ich noch bald genug.
Nach zwei Tagen ging es mir ein bisschen besser, zumindest die Krämpfe ließen nach.
Meine Mutter war gerade zu Besuch, als der Professor zu mir ins Zimmer kam.
Nachdem er alleine kam, also ohne Visite, und meine Mutter bei mir bleiben durfte, wusste ich instinktiv, dass er keine guten Neuigkeiten für mich hatte.

Und es war so. Die Untersuchungen wären abgeschlossen und er müsse mir leider mitteilen, dass ich um die Dialyse nicht mehr herumkäme.
Bumm. Der Schlag in die Magengrube saß. Auch wenn ich es geahnt hatte, diese Endgültigkeit trifft einen dann doch.

Irgendwie bewahrte ich aber doch Haltung und Stärke (bin eben doch die Tochter eines Hauptmanns) und erklärte ihm, dass ich – wenn schon – aber auf alle Fälle dieses „Bauchdialysedings" machen möchte.
Er war ziemlich erstaunt, dass ich so gut darüber Bescheid wusste, aber es gefiel ihm, denn für ihn war das ohnehin klar. In meinem Alter und bei meiner Situation und überhaupt hätte er ohnehin nur daran gedacht. Aber so musste er es mir wenigstens nicht erst umständlich erklären und schmackhaft machen.

Wir verblieben dann, dass ich den Katheter einoperiert bekommen würde und in der Zwischenzeit eben die „normale" Hämodialyse machen würde.

Nachdem er gegangen war, sah ich den hilflosen Blick meiner Mutter, die eigentlich noch gar nicht kapierte, was das eigentlich hieß, und – brach zusammen.
Ich konnte einfach nicht mehr, die Nerven spielten nicht mehr mit. Ich heulte, was das Zeug hielt. Es tat gut und irgendwie fasste ich trotzdem wieder Mut und Hoffnung, dass das schon irgendwie wieder zu schaffen sei.
Aber diese Angst vor dem Unabänderlichen kann man nicht beschreiben.

Am nächsten Tag wurde ich abgeholt und in den OP gebracht, damit man mir den Katheter in den Hals für die Dialyse einoperiert.
In den Hals deshalb, weil der Shunt, den man normalerweise dazu braucht, erst gelegt werden muss. Normalerweise im Unterarm.
Bei der Bauchdialyse wird allerdings der endgültige Katheter in die Bauchhöhle einoperiert.
Das dauert natürlich, bis der eingewachsen und funktionsfähig ist, also muss man zuerst über den Hals gehen.

Es ging irgendwie alles so schnell, dass ich gar nicht zum nachdenken kam.
Am Vortag die Hiobsbotschaft, am nächsten Tag lag ich schon auf dem OP-Tisch.

Ich wurde vorbereitet, sprich am Hals desinfiziert, ich bekam einen Sauerstoffschlauch in die Nase, dann hat man mir ein grünes steriles Tuch über den Kopf gelegt.

Ich bekam keine Luft mehr, trotz Sauerstoff, der Alkohol des Desinfektionsmittels brannte in meine Kehle, in den Augen, ich geriet fast in Panik vor Platzangst, die ich noch nie hatte.

Eine Ärztin hat mir dann eine örtliche Betäubung verpasst und mir den Katheter in den Hals gestochen.

Ich will nicht behaupten, dass es furchtbare Schmerzen waren, aber angenehm war es auch nicht.

Vor allem wenn man merkt, wie das Blut am Hals außen runterläuft, und einem vom Alkoholnebel langsam die Sinne schwinden, hatte ich das Gefühl, so das war es jetzt, es ist vorbei. War mir zu dem Zeitpunkt aber irgendwie egal.

Natürlich war es nicht vorbei, das Tuch kam weg, ich bekam wieder Luft und schwups war ich schon wieder oben in meinem Zimmer.

Einen Tag später, ich weiß nicht mehr um welche Uhrzeit, holten sie mich im Bett zum ersten Mal zur Dialysestation.

Wir fuhren mit dem Lift hinunter und als ich das Schild mit dem Pfeil „Dialyse" las, war ich nur noch fertig.

Ich erinnerte mich, das Schild schon oft im Vorbeigehen gelesen zu haben und habe mir immer gedacht „hoffentlich muss ich da niemals hin".

Nun, jetzt musste ich doch dorthin.

Ich machte mich auf das Schlimmste gefasst und war von dem Empfang dort ehrlich gesagt überwältigt.
Alle Schwestern dort waren so freundlich und nett, dass ich es kaum glauben konnte.
Ich war schon in vielen Krankenhäusern und Stationen, aber so etwas ist mir noch nie untergekommen.
Und das ist bis heute so geblieben.
Ich werde nie den Schriftzug vergessen, der neben dem Schwesternstützpunkt auf einer Tafel stand, nämlich nur das Wort „wunderbar“. Damals konnte ich nichts damit anfangen in meinem Zustand, aber später und auch heute lese ich gerne diesen Schriftzug, wenn ich daran vorbeikomme.

Die erste Dialyse ist ziemlich emotionslos an mir vorübergegangen, will sagen, ich verschlief sie größtenteils.
Ich wurde gewogen und danach wurde festgelegt, wieviel Flüssigkeit mir an dem Tag „rausgezogen“ würde.
Sie versuchten, mir das Gerät und alles zu erklären, aber ich war erstens zu müde und zweitens zu frustriert dazu. Auf die Frage, wie es mir ginge und den Versuch, mir etwas zu erklären, fing ich sofort zu heulen an.
Sie haben es verstanden und mich in Ruhe gelassen, was ich ihnen wirklich hoch angerechnet habe.

Und sie haben mir versprochen, dass es mir nach ein paar Dialysen besser gehen würde, wenn das Gewicht zurückginge und das Wasser im Körper auch.
Ich habe es ihnen damals nicht geglaubt, konnte es mir einfach nicht vorstellen.

„Lass sie reden“ war meine Devise, die können sich doch gar nicht vorstellen, wie es mir geht.
Man hat das Gefühl, man sei die einzige auf der Welt, der das passiert und es wird nie wieder besser.

Nach vier Stunden war es vorbei und sie brachten mich wieder auf die Station.
Mir ging es dreckig und zu allem Überfluss rauschte regelmäßig so eine junge Turnusärztin mit Holzpantoffeln durch die Gänge, sodass man sie schon meilenweit hören konnte.
Jede Schwester, jeder Arzt, hat leise Schuhe an, nein, Frau Doktor „bin ich nicht schön“ muss Holzschuhe anziehen.
Wenn man Kopfweh hat und einem der ganze Körper weh tut, dann kommt einem das vor, als würde der ICE über einen hinweg fahren.

Wenn sie zur Tür hereinkam, um eine Infusion anzuhängen, oder sonst etwas, war ihr erster Blick in den Spiegel. Mein lieber Schwan.
„Stechen“ konnte sie auch nicht, fand angeblich nie eine Vene (was jedem anderen immer problemlos gelungen ist) und stocherte dann in meinem Handrücken herum, was ja so angenehm ist. Heiliger Bimbam.

Die zweite Dialyse zwei Tage später bekam ich dann schon mehr mit. Ich nahm die Schwestern um mich herum intensiver wahr und auch das Dialysegerät.

Irgendwie Angst einflössend, wenn man dann sieht, wie das Blut von einem selbst in das Gerät läuft, gewaschen wird und wieder zurück läuft.

Man darf sich kaum bewegen, weil die Maschine sonst einen Alarmton von sich gibt, der sofort eine Schwester auf den Plan ruft.

Wenigstens bekommt man etwas zu trinken und zu essen und jedes Bett hat einen eigenen Fernseher.

Der war mir zwar zu dem Zeitpunkt noch ziemlich schnuppe, wurde aber später zu einer Hauptsache.

Wenn man vier Stunden ruhig liegen muss, will man sich wenigstens mit irgendwelchen dummen Fernsehprogrammen ablenken.

FÜNF

Die Tage in meinem Zimmer waren noch immer mit dumpfen Gedanken ausgefüllt.

Meine Zimmergenossin war anfangs auch noch sehr schweigsam, sie hatte Diabetes und kam einfach nicht mit dem Insulin-Pen zurecht, den sie sich spritzen musste.
Ist auch nicht einfach, ich hab das ja mitverfolgt, und sie war einfach nicht in der Lage, das zu begreifen, obwohl sie erst so über sechzig Jahre alt ist.
Obendrein bekam sie auf das Insulin Durchfall und musste deshalb wirklich fast jede Viertelstunde auf die Toilette. Auch in der Nacht.

Ach ja, die Nächte, die waren schlaftechnisch nicht gerade von Erfolg gekrönt. Nachdem ich meist am Tage viel schlief, war ich natürlich in der Nacht lange wach.
Dann kam das dauernde Aufstehen meiner Zimmergenossin dazu, weiters kam dauernd die Schwester zu ihr, um den Blutzucker zu messen. Meist war er entweder zu hoch, d.h. sie bekam Insulin, oder er war zu niedrig, dann musste sie schnell etwas essen.
Es war mühsam, aber sie tat mir ehrlich gesagt sehr leid.

Ihre eigene Mutter war da auch keine große Hilfe. Die war ja zum Schreien komisch. Über achtzig Jahre alt, aber fit wie ein Turnschuh. Besser beisammen als die eigene Tochter.

Was in Gesprächen zwischen den beiden immer dazu führte, dass sie der Tochter „Gas" gab, sie solle sich zusammen reissen und sich nicht so aufführen.

Aber ich glaube, das größte Problem bei meiner Zimmergenossin war, dass sie eigentlich sehr einsam ist. Sie lebt allein, soviel ich weiß, ihr Hund war gestorben, und jetzt auch noch diese Krankheit.
Wir haben langsam begonnen, und ein bisschen zu unterhalten und auch gemeinsam die Nachrichten am Abend im Fernsehen anzusehen. Mehr wollten wir uns beide nicht ansehen.
Ich war auch noch immer nicht fähig, zu lesen, es strengte mich einfach zu sehr an.

Nachdem es mir psychisch noch immer nicht so gut ging, habe ich bei einer Visite vernommen, dass der Professor zu einer Schwester oder einem Kollegen irgendwas von psychologischer Hilfe gemurmelt hat. Normalerweise stellt es mir bei so etwas sofort die Haare auf, aber ich war zu müde und fertig, um dagegen zu protestieren.
Also resignierte ich und dachte, na vielleicht hilft es, vielleicht hab ich mich auch nur verhört.

Aber – oh nein – ich habe richtig gehört, zwei Tage später klopfte es an der Tür und herein kam ein junger, blonder Engel. Blaue Augen, recht niedlich, und ich dachte, das wäre die Physiotherapeutin für meine Zimmergenossin.

Nachdem sie aber nach mir fragte, war mir klar, dass die für mich bestimmt war und sicher nicht zur Physiotherapie.

Sie stellte sich als Krankenhauspsychologin vor und die Art, wie sie das tat, ließ meine Stacheln auffahren.

Ich kann es einfach nicht leiden, wenn mir jemand so halbweich kommt und fragt, wie es mir denn gehe (noch schlimmer ist, wenn man mich fragt, wie es „uns" geht").

Ich sah sie an und fragte, „was glauben Sie, wie es mir geht mit dieser Diagnose?"

Daraufhin kam prompt die Frage, ob ich an Depressionen leiden würde und ob ich schon einmal Selbstmordgedanken hatte.

„No na, natürlich", schmetterte ich ihr entgegen, „mein Leben war bislang wahrlich kein Honiglecken und ich hatte schon öfter in meinem Leben den Gedanken, mit dem Auto einfach auf eine Mauer zuzufahren, dann wäre es vorbei. Aber irgendwie hatte ich dann doch wieder das Gefühl, dass ich das niemandem antun könne, schon gar nicht meiner Familie, und es schon wieder werden würde".

Darauf war sie nicht gefasst, dass jemand so direkt und ehrlich ist.

Sie fragte dann, ob ich ihre Hilfe benötigen würde und ich sagte ihr, dass das sehr nett sei, aber ich brauche sie nicht, ich werde das selber schaffen.

Sie teilte mir noch mit, wo sie im Notfall zu finden sei, verabschiedete sich und entschwand.

Als sie draußen war, konnte ich nur noch sagen:
„Puppi, was willst du mir schon helfen.“
Meine Zimmergenossin, die sich bis dahin hinter einer Zeitschrift versteckt hatte, um nicht loszulachen, konnte sich dann wahrlich nicht mehr halten.
Sie lachte schallend und meinte, „der haben Sie es aber gegeben“.

Ich musste dann selber lachen und wir kamen überein, dass wir beide nicht für so eine Art Hilfe zu haben sind.
Ich verurteile Menschen nicht, denen das etwas gibt, aber ich bräuchte eher jemanden, der mich packt und mir den Kopf zurecht rückt. Mich eventuell zu anderen Stationen schleppt, um mir schlimmere Schicksale zu zeigen. Aber – wie gesagt – das muss ich selber tun.

Ich hatte ja viel Zeit, nachzudenken, und irgendwie hab ich mir vorgestellt, dass es immer noch Schlimmeres gibt, auch wenn das eigene Schicksal immer das schlimmste ist.
Meine Gedanken waren oft beim Mann meiner besten Freundin. Der ist eineinhalb Jahre vorher im selben Krankenhaus auf der Onkologie gelegen und wusste, dass es keine Hoffnung mehr gibt. Zwei Monate nach der Diagnose Krebs starb er.
„Mein Gott“, dachte ich, „willst du vielleicht lieber auf dieser Station liegen? Oder schwer verletzt irgendwo, oder vielleicht im Rollstuhl, gelähmt, ein Pflegefall, oder, oder ??“

Diese Gedanken haben mich irgendwie wachgerüttelt und ich habe mir gedacht, „was willst du eigentlich, sei froh, dass es nichts schlimmeres ist. Wie viele würden gerne mit dir tauschen und sich lieber dreimal in der Woche zur Dialyse begeben, als ein Leben im Rollstuhl oder mit einer Diagnose, wo es keine Zukunft mehr gibt?"

Das war meine Art Therapie, denn kein Psychologe würde dich bei der Hand nehmen und dir Fälle zeigen, die es viel schwerer haben als man selbst, damit man weiß, wie gut es einem eigentlich geht.
Aber es dauert, bis man das auch wahrhaben will, das eigene Schicksal ist immer das schlimmste.

Die Schwestern waren wirklich rührend um mich bemüht und fragten mich auch langsam und vorsichtig, ob ich bereit sei, bezüglich der Bauchdialyse mit ihnen zu sprechen.
Sie fragten mich, ob ich jemanden kenne, der dies macht, was ich einigermaßen bejahen konnte.
Einer davon war der Mann meiner Friseuse, den zweiten kannte ich vom sehen und Erzählungen einer Freundin aus meiner Jazztanzgruppe.
Die hat mir eigentlich die Hauptsorgen diesbezüglich genommen, indem sie mir von diesem Herrn erzählt hat, wie der das gemacht hätte und wie gut der damit gelebt hätte (er ist mittlerweile transplantiert).

Zufälligerweise kannten die Schwestern die beiden Herren, weil diese ebenfalls Patienten von ihnen sind. Das erleichterte die Sache natürlich etwas für alle Beteiligten.

Durch die einfühlsame Betreuung und Aufmunterung auf der Station taute ich auch langsam auf und ließ meinen trockenen (und manchmal auch etwas zynischen) Humor sprühen.
Ich war und bin irgendwie fasziniert von den Schwestern und Pflegern, die immer gut drauf sind und die auch wenn sie – was wahrscheinlich ist – Sorgen oder Ärger haben, es niemals an den Patienten auslassen.
Es ist aber kein aufgesetztes fröhliches Verhalten, ich meine künstlich, sondern wirklich ehrlich und offen.
Das hat mir wirklich am besten geholfen und hilft mir auch heute noch.

Sie haben mir dann erklärt, wie es weitergeht und ich war wieder ein bisschen zuversichtlicher.

Mir ging es nach drei bis vier Dialysen dann auch wirklich besser, mein Gewicht wurde geringer, das Wasser in meinem Körper ging zurück (ich hatte sicher insgesamt gut 15 Liter Wasser in meinem Körper) und meine Psyche sah auch wieder Licht am Horizont.
Es ging mir dann schon so gut, dass ich mit meiner Zimmergenossin auch über das berühmte Krankenhausessen lästern konnte.

Sie bekam nichts Süßes, obwohl sie es so gerne gegessen hätte, ich bekam es in Form von Kuchen und Pudding und wollte es nicht.

Es klingt zwar alles recht nett auf dem Speiseplan, aber die Realität sieht meist anders aus.
Das Frühstück und die Suppen sind ok, aber der Rest. Ich weiß nicht, wie man es hin bekommt, dass man faschierte Laibchen zu einem Eishockeypuck bringt und das Innere von einem Hascheeknödel zu einem Tennisball (und ich übertreibe nicht, ich habe Zeugen!).
Das Fleisch ist immer zäh wie Leder, der Reis trocken und ohne Würze, der Salat welk und farblos. Wenn der je Vitamine hatte, so sind sie auf der Reise von der Küche in die Station verloren gegangen.
Am besten war es noch, wenn das Abendessen aus Wurst und Käse oder so bestand.
Auch das Frühstück war immer gut, wenn auch für meine Begriffe einfach zu früh. Ich bring um die frühe Uhrzeit einfach noch nichts runter.

Durch die Medikamente und die Dialyse hatte ich immer einen trockenen Mund und alles schmeckte auch trocken, egal was.
Nachdem ich mir selber nichts besorgen konnte, weil ich einfach nicht die Kraft hatte, in die Kantine zu gehen, bat ich meinen Mann, mir doch bitte mal ein Brot mit Schinken und so zu bringen, etwas saftiges, das nach etwas schmeckt.

Und er brachte es mir samt einem Fruchtsaft, denn der ewige Tee und das Mineralwasser verursachten mir schon Läuse im Magen.

Ich kann nur sagen, das Himmelsbrot hätte nicht besser schmecken können. Es war reinstes Manna.

Ach ja, das Trinken. Das war das nächste Problem, mit dem ich zu kämpfen hatte.

Bei der Dialyse darf man ja kaum etwas zu sich nehmen. Einen halben Liter am Tag und das, was man noch ausscheidet (was auch weniger wird).

Einen halben Liter! Das kann man sich nicht vorstellen, wenn man trinken darf, was man will. Aber so muss alles abgemessen und kontrolliert werden.

Das Ergebnis: man hat immer Durst und Durst haben, ist furchtbar!

Außerdem bin ich ein sogenanntes „Flaschenkind". Für mich gibt es nichts schöneres, als aus der Mineralwasserflasche direkt aus dem Kühlschrank einen ordentlichen Schluck zu nehmen.

Aber wie sollte das gehen, wenn alles genau reglementiert ist?

Ich litt wirklich Qualen.

Ein weiteres „Highlight" während meines Aufenthalts war das Spiel „Buchbinder Wonninger", (manche Leute meiner und der etwas älteren Generation wird vielleicht noch wissen, was bzw. wer das ist), das ich mit diversen Ärzten und Schwestern spielte.

Ich bekam ja anfangs Infusionen und Schmerzmittel gegen meine Krämpfe und Schmerzen.

Das war auch gut so, nur nach ein paar Tagen waren die Krämpfe weg und auch die Schmerzen. Außerdem will ich mich nicht so mit Schmerzmitteln vollpumpen lassen, ist ja auch nicht so optimal.
Als also wieder ein Jungarzt frank und frei mit einem Infusionsfläschchen zu mir kam, sagte ich ihm, dass ich das eigentlich nicht mehr benötigen würde.
Er war zuerst etwas verdutzt, fragte mich dann, ob ich sicher sei, als ich dies bejahte, meinte er fröhlich, das sei in Ordnung, würden sie sich etwas „sparen".

Ein paar Stunden später kam ein anderer Arzt wieder mit einem Fläschchen und ich teilte ihm wieder mit, dass dies nicht mehr nötig sei. Auch dieser nahm es fröhlich zur Kenntnis und verschwand.

Am nächsten Vormittag kam dann wieder einmal meine schöne Frau Doktor – natürlich mit Fläschchen – und auch ihr teilte ich (nun schon etwas gereizter) mit, dass ich keine Infusionen mehr brauche und sie sich das endlich vermerken sollten.
Und auch sie rauschte mit Fläschchen wieder ab.

Als am Nachmittag wieder jemand mit einem Fläschchen kam, platzte mir schon fast der Kragen.
Ich fragte, ob es nicht möglich wäre, in meiner Krankenmappe, wo doch ohnehin jede Kleinigkeit (von Stuhlgang über Trinkmenge und Wohlbefinden alles vermerkt wird) endlich einen Eintrag zu machen, dass ich keine Infusionen mehr benötige.
Der Arzt sagte mir dies zu und ging unverrichteter Dinge wieder seines Weges (mit Fläschchen).

Bei der Abendvisite kam das Gespräch zwischen den
Ärzten wieder auf die Infusionen und da packte ich
dann die Gelegenheit beim Schopf und sagte es direkt dem Professor.
Der war damit sehr zufrieden und trug es sofort ein.
Na also, geht doch. Von nun an hatte ich Ruhe vor
den berüchtigten Fläschchen.

Dafür kam ein anderes Highlight dazu, was mich
wieder in meiner Meinung bestätigte, dass man sich
als Patient wirklich um sich selbst kümmern muss,
weil sonst fahren die über einen drüber, dass es nur
so rauscht.
Ich bedaure ältere Patienten, die sich nicht mehr so
wehren können oder trauen.

Es war nämlich so. Seit vielen Jahren nehme ich
schon blutdrucksenkende Mittel und es war soweit
alles bestens mit meinem Blutdruck.
Dass er durch die Wasseransammlung und das Ver-
sagen meiner Nieren so hoch war, war klar.
Natürlich bekam ich auch im Krankenhaus diese
Medikamente (unter anderem) und ich nahm natürlich brav jeden Tag ein, was man mir vorsetzte.
Ich war auch gar nicht in der Lage, zu protestieren.

Nachdem ich ein paar Dialysen hinter mir hatte, ging
natürlich auch mein hoher Blutdruck zurück, ich bekam aber nach wie vor meine blutdrucksenkenden
Mittel.

Was zur Folge hatte, dass mein Blutdruck teilweise ziemlich im Keller war und es mir nicht gut ging. Daraufhin bekam ich Tropfen für den Kreislauf.

Einmal wollte ich nur vom Bett die zwei Schritte zum Tisch gehen, um mir den Speiseplan zu holen, was darin gipfelte, dass mir nach einem Schritt schwindelig wurde und ich im wahrsten Sinn des Wortes mit einer eleganten Drehung um mich selbst wieder ins Bett zurückfiel.

Hätte jedem Eiskunstläufer Konkurrenz gemacht.

Und eines Morgens war es dann soweit. Man jagte mich aus dem Bett, damit es aufgeschüttelt werden konnte (völlig sinnlos, wenn man gleich wieder drin liegt, aber es muss halt so sein), ich stand neben dem Bett, als sich plötzlich alles um mich drehte und ich mit knapper Not vom Pfleger aufgefangen wurde und in einen großen Ledersessel, der neben meinem Bett stand, gehievt wurde.

Zuerst geriet ich leicht in Panik. Mir war schlecht, ich hatte Schweißausbrüche, verdrehte die Augen, alles um mich herum drehte sich, ich hatte ein Rauschen in den Ohren, hörte alles nur wie durch Watte. Plötzlich wurden alle hektisch. Mein Blutdruck wurde gemessen und ich hatte sage und schreibe einen Blutdruck von 60:40 oder 70:50 oder so. Jedenfalls jenseits der Sonne.

Ich bekam alles gar nicht mehr richtig mit, dass sie mir auf die Wange klopften, mich ansprachen, es war irgendwie friedlich um mich.

Es war schön und ich dachte, „so, das war´s jetzt
also. So fühlt sich das an. Ist nicht schlimm, ist
schön, man braucht keine Angst zu haben".

Eine Schwester verabreichte mir dann Tropfen und
kurze Zeit später war ich wieder so einigermaßen bei
mir.
Dieser Vorfall wurde bei der Visite dann natürlich
dem Professor erzählt und er meinte, dann wäre es
vielleicht sinnvoll, die blutdrucksenkenden Mittel
abzusetzen oder die Dosis zu minimieren.

Da machte es bei mir erst „klack" und ich begriff.
Ich fragte ihn, ob es wirklich sinnvoll ist, mir bei einem normalen Blutdruck noch senkende Mittel zu
verabreichen und mir dann wieder Tropfen zur Erhö-
hung desselben zu verabreichen? Das kann doch
wohl nicht wahr sein. Da beißt sich ja die Katze in
den Schwanz.

Was soll ich sagen, wir haben dann die Tabletten ab-
gesetzt!

SECHS

Nach einer Woche war es dann soweit, der Katheter sollte in meinem Bauch einoperiert werden.

Die Dialyseschwester besprach mit mir alles und zeichnete die Stellen an, wo der Austritt aus meinem Bauch sein sollte. Denn möglichst nicht dort, wo der Hosenbund ist, das scheuert und tut weh und kann sich natürlich entzünden.

Ich bekam also mit schwarzem Textmarker schöne Linien und Kreise auf meinem Bauch aufgezeichnet, damit der Chirurg wusste, was zu tun war.

Am nächsten Morgen kam der Pfleger, um mich abzuholen, ich nahm die berühmte „Wurstigkeitspille" und wurde in den OP gebracht.

Im Vorraum ließ man mich dann mal warten, aber dann wurde ich endlich in den OP geschoben.

Dort war es – wie in jedem OP – wieder einmal so schweinekalt, dass ich gleich zu bibbern anfing, wie ein Neugeborenes.

Der Chirurg – ein Typ der Kategorie Fleischhauer – sah sich meine Kriegsbemalung an und fragte barsch, was dies darstellen sollte.

Ob dieses Tones (und wahrscheinlich auch ob der bereits einsetzenden Wirkung der Pille) antwortete ich kleinlauter als es sonst meine Art ist, dass „dies die Anzeichnungen wären für den Katheteraustritt und äh, naja, die Schwester und ich, und - äh ...".

Seine Antwort war klar und deutlich: „Das ist so nicht möglich, das geht nicht."

„So, mir reicht´s“, dachte ich, „ich hüpf jetzt gleich runter vom OP-Tisch, vergessen wir das ganze, ohne mich und überhaupt“.
Das dürfte er gemerkt haben, denn er ließ sich dann doch dazu herab, mit der Schwester zu telefonieren und das abzuklären.
Nach ein paar Minuten kam er zurück – ich fror mir in der Zwischenzeit alles nur Erdenkliche ab - und erklärte mir, dass er das nicht ganz genau so machen könne, wie angezeichnet, weil – ich weiß nicht mehr warum.
Ich erklärte ihm, dass es mir nur darum ginge, dass er nicht gerade beim Hosenbund herauskommt, das sei alles.

Nun, nach einem kurzen Palaver waren wir handelseinig (ich hoffe nur, dass der niemals Schönheitsoperationen durchführen muss).
Ich bekam die Narkose und es war wieder so ein irgendwie geiles Gefühl, wenn schlagartig die Lider schwer werden und man innerhalb von zwei Sekunden weg ist.
Ich hatte noch nie Angst vor Narkosen und hoffe, dass dies auch so bleibt.

Aufgewacht bin ich dann ca. eine Stunde später in einem größeren Aufwachraum und nachdem alles zur Zufriedenheit verlief, kam ich bald wieder in mein Zimmer.
Nun hieß es warten, dass der Katheter in der Bauchhöhle gut einwächst, denn vorher kann mit der Bauchdialyse nicht begonnen werden.

Gesehen hatte ich noch nichts, war alles gut verpflastert.

Nachdem es mir wieder einigermaßen gut ging, spielte ich natürlich mit dem Gedanken, nach Hause gehen zu dürfen, denn herumliegen kann ich daheim ebenso gut.

Ich sprach mit den Schwestern auf der Dialysestation und von deren Seite gab es eigentlich keine Einwände. Aber das letzte Wort hat natürlich der Primar.

Hm, wie sag ich´s meinem Kinde? Während ich am Ende der Woche noch so überlegte, kam die Schwester, um mir den Speiseplan für die kommende Woche vorzulesen. Bei dieser Aussicht stand für mich fest: „Ich muss hier schleunigst raus!“.

Ich sagte ihr zwar brav an, was ich gerne haben würde (hörte ohnehin nur mit halbem Ohr zu), aber für mich stand fest, dass ich diese heiligen Hallen bald verlassen würde.

Am Nachmittag hatte ich Besuch von meinem Neffen, seinen Eltern und meinem besten Freund, als der Professor alleine zur Visite kam. Wir unterhielten uns gleich alle gut und auf seine Frage nach meinem Befinden, sagte ich klipp und klar: „Sehr gut, wann darf ich nach Hause?“

Er stutzte zuerst und meinte dann, wenn ich möchte, könne ich am nächsten Tage nach Hause gehen. Ich müsse dann halt dreimal in der Woche zur Dialyse zu ihnen kommen.

Nun, kein Problem, Hauptsache raus.

Am nächsten Tag verließ ich nach knapp zwei Wochen die heiligen Hallen, um mich – wie es so schön heißt – in häusliche Pflege zu begeben.

Das sah dann eben so aus, dass ich den lieben langen Tag auf dem Sofa lag, mich nicht viel bewegen durfte wegen der Narbe und eben – nichts tat.

Den Haushalt hat zum Glück mein Mann erledigt, ich habe gelesen, Musik gehört, ferngesehen, geschlafen. Eigentlich schön, aber fad. Das ist auf Dauer meine Sache nicht.

Nachdem eine Woche Krankenstand vergangen war, scharrte ich bereits in den Startlöchern.

Mein Chef war mit der Situation auch nicht recht glücklich, schließlich blieb – trotz einer Schreibhilfe – doch die meiste Arbeit liegen. Vor allem die Buchhaltung.

Ich machte mir also mit ihm aus, dass ich in der nächsten Woche an einem Tag einmal auf zwei oder drei Stunden käme, um die dringendsten Arbeiten zu machen.

Natürlich nur solche, wo ich nicht aufstehen und Sachen heben musste, sondern nur im Sitzen.

Die Lebensgefährtin meines Bruders holte mich von zu Hause ab, brachte mich ins Büro und – ich blühte auf. Das war die Therapie, die ich brauchte.

Ich setzte mich an den Schreibtisch und fing zu werkeln an, als ob dazwischen nicht drei Wochen vergangen wären, in denen ich mehr tot als lebendig herumlag.

Ans Telefon ging ich natürlich nur, wenn ich wusste, wer dran war, also die Nummer kannte.

Man weiß ja nie. Jedenfalls waren alle ganz glücklich, dass ich wieder da war. Ich denke, am meisten gefreut hat sich mein Chef. Der brachte mir alles, was ich brauchte.

Aus diesen geplanten zwei Stunden wurden dann natürlich vier, aber es hat mir gut getan.

Ich war zwar sehr müde, als ich heimkam, aber auch ziemlich aufgekratzt.

Zwei Tage später habe ich das ganze noch einmal praktiziert und ich habe wirklich viel Arbeit erledigen können.

Dazwischen fuhr ich an drei Tagen die Woche jeweils am Abend von 18.00 bis 22.00 Uhr zur Dialyse ins Krankenhaus. Das Taxi hat mich abgeholt und wieder nach Hause gebracht.

Mein Verband am Bauch wurde auch immer gewechselt und die Wundheilung mit Wohlwollen verfolgt. Angeschaut habe ich es mir immer noch nicht so recht. Hatte irgendwie eine Scheu davor.

Während der Dialyse zappte ich mich beim Fernsehen von einer Serie zur nächsten, aß meine Wurstsemmel und trank meinen Saft. Hört sich gemütlich an, ist es aber nicht. Denn nach drei Stunden still liegen, spürt man jeden Muskel und der Rücken tut überall weh. Die letzte vierte Stunde zieht sich wie ein Strudelteig.

Außerdem wenn man das verpflichtend und nicht freiwillig tun muss, hört sich die Gemütlichkeit bald auf.

Das einzige, was aber immer schön war und auch heute noch ist, ist die Behandlung der Schwestern und Pfleger auf der Station. Man wird freudig und freundlich begrüßt und hat irgendwie das Gefühl, nach Hause in eine Familie zu kommen.
Das baut einen doch immer wieder auf.

Die nächste Woche darauf war es dann soweit. Ich ging wieder ins Krankenhaus, um mich für die Bauchdialyse einschulen zu lassen.
Es ging alles deshalb ziemlich schnell, weil mein Halskatheter nicht mehr so richtig viel her gab, sprich zu wenig Durchfluss hatte, und im Begriff war, nicht mehr so richtig zu funktionieren.

Ein mulmiges Gefühl hatte ich schon, wie würde das werden, werde ich das überhaupt begreifen und schaffen? Wie lange dauert das, bis ich es begreife?

Aber was sein muss, muss sein. Ich hab mich dafür entschieden, also Augen zu und durch.
Diesmal hatte ich wenigstens gleich ein Bett auf der Station. Ich lag mit drei älteren Damen in einem Zimmer, aber sie waren ruhig und friedlich.
Schräg gegenüber meinem Bett lag eine ältere Dame, die auch frische Dialysepatientin war. Sie hatte den Katheter auch am Hals und klagte furcht-

bar über Durst. Ich konnte es ihr nachempfinden. Ich kannte das zur Genüge.

Mein Halskatheter war auch noch immer angenäht, was weniger Problem war, als meine allseits bekannte Pflasterallergie. Ich war am Hals schon ganz rot und es juckte fürchterlich.
Das Haare waschen war jedesmal ein Manöver wegen des Verbandes.
Als meine kleine Nichte mich das erste Mal gesehen hatte, erschrak sie furchtbar, ob dieses Dings an meinem Hals. Erst als ich ihr erklärte, dass das wieder wegkäme, war sie beruhigt.

Nun ging ich also etwas nervös zu meinem ersten Einschulungstag. Es hat nicht viel Sinn, das ganze Prozedere näher zu erklären, ich kann nur sagen, es liest sich im Prospekt schlimmer, als es in Wirklichkeit ist.
Geübt wird mittels einer Schürze, die ich umgehängt bekam, wo auch ein Katheter rauskommt, dann musste ich lernen, die richtigen Hygienemaßnahmen zu setzen, richtig den eigenen Katheter mit dem Zulaufschlauch des Beutels zusammenzustoppeln, die Beutel mit der Zuckerlösung, die ich mir einfüllen muss, richtig zu handhaben, usw.
Das System der Bauchdialyse funktioniert osmotisch, sprich über das Bauchfell.
Eine hochkonzentrierte Zuckerlösung wird mittels Katheter, der in der Bauchhöhle einoperiert ist, in den Bauch gefüllt und verbleibt dort die vorgeschriebene Zeit von einigen Stunden.

Die Zuckerlösung saugt vom Bauchfell die Giftstoffe auf, was normalerweise ja die Nieren erledigen, wenn sie gut funktionieren, und wird dann über den Katheter wieder vom Bauchfell in einen Auslaufbeutel herausgespült.

Aus der Flüssigkeitsmenge im Auslaufbeutel über den gesamten Tag verteilt ergibt sich die Endsumme des Wasserentzuges, die sogenannte Ultrafiltration.

Je mehr Ultrafiltration desto besser, denn danach richtet sich auch die Trinkmenge für den nächsten Tag.

Wichtig ist auch, daß die Ultrafiltration klar wie Wasser ist, denn eine trübe Flüssigkeit bedeutet, daß etwas nicht stimmt, das geht hin bis zur Bauchfellentzündung, was sehr unangenehm und schmerzhaft werden kann.

Nach Beendigung der Prozedur verschließe ich den Katheter mit einem sterilen Stoppel, damit keine Keime eindringen können.

Die Hygiene spielt nämlich eine große – wenn nicht sogar die größte – Rolle überhaupt bei der Bauchdialyse.

Fenster und Türen müssen während des Anschließens geschlossen sein, der Tisch, auf den der Beutel gelegt wird, muss vorher desinfiziert werden.

Hände waschen mit spezieller Seife, abtrocknen nur mit Papierhandtüchern.

Mundschutz für alle Beteiligten, die sich im Raum befinden, Hände vor dem Öffnen der Stöpsel noch einmal mit spezieller Flüssigkeit desinfizieren.

Das alles muss in Fleisch und Blut übergehen.

Ich habe meinen auszubildenden Lehrlingen in meinem Büro immer einen Leitsatz mitgegeben: *„Wenn Du drei Dinge einhältst, hast Du bei mir ein schönes Leben. Diese drei Dinge sind: Disziplin, Disziplin, Disziplin!"*

Und nach diesem Grundsatz läuft auch das Leben mit der Bauchdialyse, nur dass der Grundsatz um drei weitere Dinge ergänzt werden muss, die da lauten: *„Hygiene, Hygiene, Hygiene!"*

Nachdem ich zum Glück schnell begreife, hatte ich den Dreh bald heraußen und wurde sicherer.

Am Nachmittag konnte ich es schon alleine und am nächsten Tag erfolgte dann schon die praktische Seite – ich „hängte" mich zum ersten Mal selber an den Beutel an.

Es funktionierte klaglos.

Und da besah ich mir auch dann zum ersten Mal meine neue „Nabelschnur".

Sie besteht aus dem Endstück mit dem Stoppel, der jeden Tag nach der Dialyse gewechselt wird, bis zu einem Titanmittelteil und geht dann weiter in den Austritt aus dem Bauch, wo sie „verschwindet". Sie ist ca. 20 cm lang und muß im Slip gut untergebracht werden, damit man nicht irrtümlich daran zieht und sich Verletzungen beim Bauchaustritt zuzieht.

Nun ja, hübsch ist sie nicht, aber wenn notwendig, dann macht man halt das Beste draus.

Ich muss aber ehrlich sagen, als ich sie zum ersten Mal wirklich wahrgenommen habe, war ich schon sehr betrübt. Irgendwie fühlt man sich entstellt und hässlich, nicht mehr vollwertig. Vielleicht habe ich da als Frau mehr Probleme damit, als ein Mann, ich weiß es nicht, aber man hat einfach Hemmungen, sogar vor sich selbst.

Manchmal ist es besser, da kann ich darüber lachen, dann kommen wieder Phasen, wo ich mich vor mir selber ekle.

Da kann mir mein Mann tausendmal sagen, dass es ihn nicht stört und mich in keiner Weise entstellt und unattraktiv machen würde, ich glaube es nicht, weil es in meinem Hirn einfach verankert ist.

Aber ich muss damit leben lernen und ich weiß, dass es immer Tage geben wird, wo mich meine „Nabelschnur" mehr stört als an anderen Tagen.

Nachdem ich diese Wechsel viermal am Tag, das dauert jeweils so ca. dreißig Minuten, alle paar Stunden machen musste, ging ich also viermal am Tag, das letzte Mal um elf Uhr in der Nacht, von meiner Bettenstation zur Dialysestation runter, um mich „anzuhängen".

Am Anfang überwachte mich noch eine Schwester dabei, aber nach zwei Tagen machte ich es alleine.

Das einzige kleine Problem, das ich hatte, waren die Aufzeichnungen der Ultrafiltration, sprich Wasserentzug, die ich führen musste. Herr du meine Güte, ich und rechnen.

Also genaue Aufzeichnungen darüber, wie viel Lösung eingefüllt wird, wie viel herauskommt, was noch an Harnmenge da ist, das wird zusammenge-

zählt und abgezogen und daraus die Wurzel, ergibt die Trinkmenge für den nächsten Tag.
Nun, ganz so schlimm ist es nicht, aber am Anfang hatte ich so ziemlich meine Probleme mit der Herumdividiererei.
Mit der Zeit bekommt man es aber in den Griff.

Somit war die Einschulung früher als geplant vorbei, aber nachdem ich schon mal drin war, blieb ich noch bis Ende der Woche. Sicher ist sicher.

Außerdem wurde ich endlich von meinem Halskatheter befreit. Das Jucken hatte bald ein Ende. Hurra. Allerdings hatte ich noch Monate nachher einen hübschen „Knutschfleck" am Hals, der sich nur sehr langsam entschlossen hat, zu verschwinden.

Und noch etwas furchtbar Wichtiges konnte ich endlich wieder machen. Duschen und ordentlich Haare waschen beim Duschen.

Bis jetzt ging es ob des Halskatheters immer nur mit dem Kopf über dem Waschbecken, den Katheter gut schützen und versuchen, kein Wasser darüber laufen zu lassen. Ohne die Hilfe meines Mannes hätte ich das sicher nicht geschafft.
Und duschen durfte ich wegen der Wunde am Bauch ja auch bis dahin nicht.
Man kann sich gar nicht vorstellen, welch ein Hochgenuss dieses Gefühl ist, wenn das warme Wasser wieder über den Körper rinnt. Einfach unbeschreiblich.

Betreffend meiner zukünftigen Nahrungsaufnahmen war die erste Frage von Schwester Eva: *„Du bist hoffentlich eh keine Vegetarierin?"*

Auf meine Verneinung *„schau ich so aus?"* war sie beruhigt.

Das Lustige ist, dass ich nämlich genau die Sachen, um die ich mich nie gerissen habe, gar nicht oder nur sehr wenig essen soll. Also keine Milchprodukte, wenig Obst und Gemüse, viel Fleisch, Fisch, fette Mayonnaise, im Prinzip hat sich für mich nichts geändert. Meinen Wochenendkakao gibt es jetzt halt nur mehr an Jubel- und Feiertagen, wenn z.B. meine Nichte und mein Neffe zu Besuch sind und mit uns frühstücken. Dann trink ich ein Tässchen mit ihnen mit. Immer ein Genuss.

Früher habe ich fast jeden Tag eine Banane gegessen, das spielt es jetzt eben nicht mehr wegen der Gefahr des zu hohen Kaliumwertes.

Meine erste Banane habe ich - glaube ich - nach fast einem halben Jahr Dialyse wieder einmal gegessen. Ich habe deren Verzehr regelrecht zelebriert und dementsprechend genossen.

Aber wie gesagt, mir geht nichts ab, ich kann sogar ein Bierchen trinken, mein Espresso ist auch nicht gestrichen (das würde mich umbringen) und lebe diesbezüglich wie vorher.

Auch die Trinkmengen sind für mich eigentlich wie früher. Ich habe genug Ultrafiltration, weil ich jetzt gut eingestellt bin und Harn habe ich auch täglich mindestens einen Liter. Herz, was willst du mehr?

Zur Einschulung gehörten natürlich auch einige Informationen, die für mich für die Zukunft mit meinem Leben mit der Bauchdialyse gehören würden.

Was ist gut, was ist schlecht?

Gut ist zum Beispiel Sonnenschein auf den Austritt, schlecht ist zu viel Wasser, also ein Vollbad. Nur duschen. Schwimmen nur in klaren Seen, im Meer und in privaten Pools, wo man weiß, wer reingeht. Öffentliche Bäder sind tabu, außer vielleicht noch am Vormittag, weil da einfach noch weniger Leute das Wasser verunreinigt haben.

Zum Glück bin ich ohnehin keine allzu große Wasserratte und dusche mich lieber ab.

Und wenn ich doch in einen See oder ins Meer baden gehe, habe ich spezielle wasserdichte Pflaster für den Bauchaustritt.

Als Frau ist man durch den Badeanzug zum Glück auch vor neugierigen Blicken geschützt.

Saunageherin bin ich auch keine, außer vielleicht eine kurze Zeit in einer Privatsauna bei Bekannten oder so.

Das Einzige, was mir ein bisschen abgeht, ist ein Besuch in einem Wellnessbad. Das habe ich früher hin und wieder sehr gerne gemacht, um zu entspannen, aber das ist zur Zeit wirklich verboten. Die Infektionsgefahr durch Keime im Wasser und in der Luft ist einfach zu groß. Dasselbe gilt für das Hallenbad.

Ich wurde dann in Gnaden entlassen, allerdings durfte ich noch nicht arbeiten gehen, sondern musste noch zu Hause bleiben. Zumindest eine Woche.

Nun denn, ich bekam die Lieferung meiner ersten Ration an Beuteln und Desinfektionsartikel nach Hause geliefert und machte brav viermal am Tag meinen Beutelwechsel und führte genaue Aufzeichnungen, wie viel ich einfüllte, wie viel herauskam, welches Gewicht, Blutdruck usw.

SIEBEN

Nach ein paar Tagen stellte ich zu meinem nicht großen Entzücken fest, dass ich einfach keine Ultrafiltration zusammenbrachte, d.h. es blieb immer Flüssigkeit im Körper zurück, die sich natürlich in Form von Wasser wieder im Gewebe ansammelte.

Nun, das war nicht gut.
Ich teilte dies am Ende der Woche bei einer Besprechung im Krankenhaus den Schwestern und Ärzten mit und sie meinten, ich sei wahrscheinlich ein Schnelltransporter, d.h. ich dürfe die Flüssigkeit nicht so lange im Bauch behalten. Auf gut deutsch, ich müsste alle zwei bis drei Stunden wechseln.
Das ist mühsam, da kannst einen normalen Tagesablauf vergessen. Da kann ich ja nicht einmal einkaufen gehen dazwischen.

Also was tun? Meine Dialyseschwester grinste und sagte, ich sei wohl doch ein idealer Kandidat für den Cycler, sprich das Nachtdialysegerät.
Das heißt, jede Nacht für (bei mir acht) Stunden führt man daheim die Dialyse selber durch.

Ich hatte darüber gelesen und das, was ich gelesen hatte, gefiel mir ganz und gar nicht.
Da hieß es, man bräuchte einen eigenen Raum, das Ding sei ziemlich groß, außerdem müsse man sich immer zur selben Zeit anschließen, d.h. jede Abendunterhaltung wäre von vorne herein im Keim erstickt.

Dachte ich also. Das sagte ich ihnen auch und sie konnten mir zum Glück den Wind aus den Segeln nehmen. Alles nicht so, wie ich geglaubt hatte. Ich würde ein ganz anderes und neues System bekommen.

Nachdem sie mich aufgeklärt hatten, riefen sie bei der zuständigen Firma an und fragten, wie schnell ein Cycler für mich zur Verfügung stünde.

Die prompte Antwort: am Dienstag der nächsten Woche.

Wow, so schnell hatte niemand damit gerechnet, aber umso besser.

Am Wochenende werkelte ich dann noch mit der normalen Beuteldialyse herum, am Montag ging ich mit der kompletten Ausrüstung sogar ins Büro.

Und irgendwie wusste ich, dass das ohnehin keine Zukunft hatte. Viel zu umständlich.

Und am nächsten Tag war es soweit. „Charly“ trat in mein Leben. Zuerst hatte er natürlich noch keinen Namen, aber nach ein paar Tagen, dachte ich mir: „So, so, Du begleitest mich von nun an jetzt für die nächsten Jahre, vielleicht für immer, bist quasi mein „Hausfreund“, also können wir auch „du“ zueinander sagen.“ Ich weiß nicht warum, aber mir ist „Charly“ als erstes eingefallen und dabei ist es bis heute geblieben.

Sogar meine Familie und mein Bekanntenkreis wissen, von wem ich spreche und nennen ebenso diesen Namen.

Im Schlepptau von meinem Herrn „Einschuler" wurde „Charly" mir also frei Haus geliefert nebst Beutel mit der Zuckerlösung und Schlauchsets, sowie einem passenden Tischchen, wo alles schön unterzubringen ist.

Neugierig und misstrauisch zugleich wurde er (der Cycler, nicht der Einschuler) von mir in Augenschein genommen. „Nun ja, so siehst Du also aus", dachte ich mir. In etwa so groß wie ein Laserdrucker mit kleinem Bildschirm und Touchscreen. Ganz nett. Da jubelt die moderne Frau.

Bevor wir uns zur Einschulung aufrafften, tranken wir einmal gemütlich Kaffee und kamen recht gut ins Tratschen.
Aber – es musste sein – nach einer Weile fingen wir mit der Einschulung an.
Die Beutel kannte ich ja schon, neu war das Einlegen des Schlauchsets mit den bunten Klemmen.
Es sind Beutel mit der Zuckerlösung von je fünf Litern, ich benötige pro Nacht zwei davon.
Das Schlauchset ist hygienisch verpackt und besteht aus einem flachen Beutel mit insgesamt zehn Schläuchen mit verschieden farbigen Stoppeln und Klemmen.
Jede Farbe hat eine eigene Funktion und dementsprechend muss man sie richtig verbinden. Klingt schwierig, ist es aber nicht.
Das Schlauchset wird in den Cycler eingelegt, die verschiedenen Schläuche zusammengeschlossen, Klemmen geöffnet und eingeschaltet.

Jeder Schritt, der zu tun ist, wird auf dem Touchscreen am Cycler angezeigt.
Es gibt auch noch andere Systeme, aber im Prinzip funktionieren alle genauso.

Die Zuckerlösung wird zu je zwei Liter in den Beutel im Cycler eingeleitet, wird auf Körpertemperatur aufgewärmt und sodann über den Katheter in mein Bauchfell geleitet. Nach einer bestimmten Verweilzeit wird die Ultrafiltration dann über den Auslaufschlauch aus dem Bauchfell wieder herausgezogen.

Der Cycler macht zuerst einen Probedurchlauf, um zu kontrollieren, ob alles in Ordnung ist, das dauert ca. fünfzehn Minuten, währenddessen man aber nicht dabei sitzen bleiben muss.
Nach diesem Probedurchlauf könnte ich mich gleich „anschließen", aber meistens bereite ich nur alles vor, damit ich vor dem schlafen gehen keinen Stress mehr habe.

Auch die Bedienung vom Cycler wurde mir genau erklärt, wie er funktioniert, was bei Fehlermeldungen zu tun ist usw.
Geübt haben wir dann auch wieder mit der mir schon bekannten Schürze.

Einschalten, einstellen, Klemmen schließen, aufstoppeln, zustoppeln, anhängen, einfüllen, auslaufen, abbrechen, Notfall, alles wurde durchgespielt.
Jede Eventualität eruiert und meine – doch nicht wenigen – Fragen beantwortet.

Funktionieren tut das ganze wieder mittels Osmose, genauso wie beim „händischen" Beutelwechsel. Das Schlauchset wird hier in den Cycler eingelegt, die Beutel angeschlossen, die „Nabelschnur" ebenso und der Rest geht von alleine in der Nacht.
Gespeichert wird alles auf Chipkarte. Darauf ist auch gespeichert, wie viele Zyklen durchgeführt, wie viele Liter ein- und ausgepumpt werden usw.
Auch die Alarme werden gespeichert, die manchmal mehr, manchmal weniger sind.
Wenn ich z.B. auf dem Schlauch liege, hat er zu wenig Fluss und reagiert mittels Alarmton. Zum Glück kann man den gleich wieder abstellen, denn der ist wirklich unangenehm.

Die Ultrafiltration geht bei mir direkt in die Toilette, zum Glück ist die gleich neben dem Schlafzimmer. Ansonsten hätte ich einen großen Beutel dafür, den man aber dann wieder extra ausleeren müsste, was ziemlich umständlich ist.
Wenn ich auf Urlaub bin, bleibt mir das meist nicht aus.

Nachdem ich nun nicht allzu schwer von Begriff bin, hab ich es nach ein paar Mal durchspielen begriffen und konnte es am Nachmittag dann auch meinem Mann schon erklären.

Auch er sollte natürlich eingeschult werden, denn wenn ich aus irgendwelchen Gründen es nicht selber machen kann, ist es schon gut, wenn er auch Bescheid weiß für den Notfall.

Das Gute ist auch, dass die Aufzeichnungen der Ultrafiltration und alles andere automatisch mittels Chipkarte gespeichert wird. Ich muss mich also nicht mehr selber mit Kopfrechnen plagen. Freude!

Er fragte mich dann, ob ich es mir zutrauen würde, in der kommenden Nacht schon den Cycler zu verwenden.
Natürlich traute ich mich, was heute nicht klappt, klappt nie. Außerdem, was sollte morgen anders sein? Irgendwann musste ich ja anfangen, also dann gleich.
Wir bereiteten alles für die Nacht vor und er verabschiedete sich für diesen Tag.
Am nächsten Tag wollten wir noch eine kleine Nachschulung machen und, falls es Probleme in der Nacht gäbe, oder noch neue Fragen aufkommen sollten, auch diese durch besprechen.

Fragen hatte ich ja bis dahin schon genug, unter anderem auch jene, was passiert, wenn ich – was ja manchmal vorkommen kann – in der Nacht auf die Toilette muss, oder sonst etwas zu tun ist?
Das ist zum Glück auch kein Problem, während der sogenannten Verweilzeit, also wenn die Zuckerlösung in meinem Bauchfell „wirkt“, tut Charly ja nichts, das heißt, ich kann mich während dieser Zeit „abhängen“, verschließe sowohl meine „Nabelschnur“ als auch den Anschluss vom Cycler mit einem sterilen Stoppel, und erledige, was zu tun ist.

Noch etwas unsicher verrichtete ich dann am Abend alle notwendigen Schritte und hängte meine Nabelschnur zum ersten Mal an Charly an. Nervös war ich schon, würde ich alles richtig machen?

Ich will nicht behaupten, dass ich eine sehr berauschende Nacht hatte, hörte ich mit einem Ohr doch immer darauf, ob er irgend etwas macht, was er nicht machen soll, oder Alarm gibt, den ich nicht gleich höre, oder, oder, oder.

Ja, ja, die Alarme, das ist auch ein Kapitel für sich. Es gibt Wochen, da ist nächtelang Ruhe und dann gibt es wieder Nächte, wo Charly drei- bis viermal Alarm gibt.

Meist ist zu wenig Fluss, das heißt der Schlauch oder meine Nabelschnur ist irgendwo geknickt, oder ich liege drauf.

Manche Alarme konnte ich anfangs so gar nicht zuordnen. Ich rüttelte und schüttelte alles, was nur irgendwie da war, um den Fluss zu ermöglichen, oder was sonst auf dem Display gewünscht und gefordert wurde.

Wenn man gerade im Tiefschlaf ist, lässt einen der Alarmton schon senkrecht im Bett sitzen.

Anfangs kennt man sich gar nicht aus, was eigentlich los ist.

Im Gegensatz zu kleinen Kindern, die nachts schreien, lässt Charly sich wenigstens sofort mit Knopfdruck beruhigen. Denn das Geräusch ist nervtötend.

In meiner ersten Nacht aber passierte – nichts. Alles verlief ruhig und friedlich. Gespürt habe ich auch nicht besonders viel, ein bisschen ein Ziehen beim Auslauf.

Nur das Einfüllen war in der ersten Zeit immer ziemlich beschwerlich, weil der Bauch erst einmal zwei Liter Flüssigkeit innerhalb von ein paar Minuten unterbringen muss. Ich bekam kaum Luft und musste mich flach hinlegen. Jetzt kann ich mir ungefähr vorstellen, wie sich eine schwangere Frau fühlt. Das hat sich dann mit der Zeit gegeben, die Haut hat sich ausgedehnt.

Nur manchmal habe ich dieses Gefühl auch heute noch.

Aber sonst gab und gibt es eigentlich keine Probleme. Kinderspiel eigentlich. Hurra.

Am nächsten Vormittag ist dann mein lieber Einschuler wie abgemacht noch einmal aufgetaucht und war ganz beglückt, dass es mir so gut gegangen ist in der ersten Nacht.

Wir haben dann noch ein paar Trockendurchläufe gestartet, aber eigentlich gab es nicht mehr viel zu tun.

Was ich dann sogleich zum Anlass nahm, meine „Therapie" – sprich Arbeit – fortzusetzen und mich von ihm ins Büro bringen ließ.

Mein Chef war nicht schlecht erstaunt, als er mich sah, denn er erwartete mich erst am nächsten Tag. Natürlich war er hocherfreut und ich stürzte mich gleich in die Arbeit, schickte meine Gesundmeldung ab und war glücklich.

Es ging mir wirklich gut. (*„Ich bin wieder hier, in meinem Revier. War nie wirklich weg, hab mich nur versteckt"* entliehen von Marius Müller-Westernhagen).

ACHT

Es kamen mit der Zeit aber trotzdem kleine Probleme auf mich zu. Ursprünglich hatte ich immer einen Teil der Zuckerlösung den ganzen Tag im Bauch, damit der Katheter „schwimmen" kann und weil das halt meist so üblich ist.
Nicht so bei mir, bei mir ist immer alles anders.

Ich war und bin immer schon ein Versuchskaninchen, daran wird sich auch sicher niemals etwas ändern.
Durch meine Grunderkrankung haben die Ärzte und Schwestern auf der Dialysestation natürlich keine Erfahrung, dass bei mir immer alles anders läuft, als bei den sogenannten „Normpatienten". Mein Körper kocht immer sein eigenes Süppchen.

Wie gesagt, mir tat die Zuckerlösung den ganzen Tag im Bauch nicht gut. Damit meine ich nicht, dass es nicht gerade angenehm ist, immer mit einem prallen Bauch herumzulaufen wie eine schwangere Ente und man dadurch in der Bewegung doch etwas eingeschränkt ist.
Nein, mein lieber Körper hat diese Zuckerlösung sofort wieder dazu benützt, Wasser im Gewebe anzusammeln. Also wieder geschwollene Beine usw.

„Was tun?", sprach Zeus. Die Lösung war relativ einfach und schnell gefunden. Charly wird umprogrammiert, damit ich keine Lösung mehr im Bauch behalte, sondern am Morgen komplett „leer" werde.

Das hat dann eigentlich ganz gut funktioniert, nur dass ich mich auch daran wieder gewöhnen musste. Am Anfang war es nämlich so, dass der Katheter im Bauch sich am Bauchfell angesaugt hat und das tat ganz schön weh. Teilweise wusste ich nicht, wie ich sitzen sollte, weil es gestochen und gezwickt hat. Aber zum Glück hat sich das auch wieder gegeben, der Körper gewöhnt sich scheinbar wirklich an alles.

Am Anfang war es auch so, dass ich durch die Zuckerlösung so viele – allerdings leere – Kalorien zu mir nahm, dass ich sonst keinen Appetit mehr hatte. Ich braucht den ganzen Tag so gut wie gar nichts zu essen und nahm natürlich dementsprechend ab.
Viele denken jetzt, das ist ja super, keinen Hunger und abnehmen und so einfach.
Ist aber gar nicht super, denn zu viel abnehmen ist für mich natürlich auch nicht gut und der Körper braucht ja trotzdem Fett und Fleisch usw.
Zum Glück hat sich das nach einiger Zeit wieder ge-legt und heute esse ich wieder ganz normal.

Man gewöhnt sich auch an die Müllberge, die die Heimdialyse zwangsläufig mit sich bringt.
„Charly" wird jeden Morgen nach der Dialyse von den Beuteln und dem Schlauchset befreit und am Abend wieder befüllt.
Das geht im Morgenritual nach waschen und anzie-hen so nebenbei mit. Beutel aus „Charly" nehmen und in Müllsack verstauen.

Man hat somit also nicht nur die Schachteln von den Beuteln, nein auch den Plastikmüll mit dem Verpackungsmaterial, den leeren Beuteln und den Schlauchsets, die ja jeden Tag ausgewechselt werden müssen

Jeder Beutel ist in einem Extraplastik eingepackt, die Stöpsel ebenso einzeln hygienisch verpackt, das läppert sich.

Man braucht vor allem auch viel Platz für das ganze Zubehör, das auf Bestellung geliefert wird.

Meistens bestelle ich einen Monatsvorrat an Beuteln, das sind dann so um die 30 Schachteln mit je zwei Beuteln á 5 Liter, die Schlauchsets sind in größeren Schachteln zu zehn bzw. zwanzig Stück abgepackt.

Dann kommen noch kleinere Schachteln mit den Stoppeln und ab und zu noch die Bestellung für die Apotheke mit Desinfektionsmitteln, Gesichtsmasken usw.

Ich muss natürlich immer aufpassen, dass ich rechtzeitig nachbestelle, sonst schau ich dumm aus der Wäsche.

Und dies alles ist natürlich mit viel Verpackungsmaterial verbunden.

Ich bekomme zusätzlich immer blaue große Plastikmüllsäcke mitgeliefert, und im Schnitt bringe ich vier gefüllte davon jede Woche zum Altstoffsammelzentrum. Das Auto ist jeden Samstag mit Kartons und Plastikmüll rammelvoll.

Aber mit jedem Tag, der verging, lernte ich diese „Nachtdialyse" mit Charly mehr zu schätzen.

Es ist wirklich bequemer, wenn man tagsüber „frei"
hat und sich nicht immer Gedanken machen muss,
wann der nächste Beutelwechsel fällig ist.
Das ist vor allem im Berufsleben nicht so einfach zu
handhaben und auch, wenn man Ausflüge machen
will.
Man müsste ja immer Infusionsständer, Beutel,
Stoppel und Desinfektionsmittel mitnehmen. Das
behindert schon.

So rückte Weihnachten heran. Die Adventszeit ging
mir fast zu schnell vorüber, weil ich ja immerhin erst
mit 1. Dezember wieder voll im Arbeitsleben war.
Da war natürlich dementsprechend viel zu tun, sodass für so Späße wie Christkindlmarkt und Weih-
nachtseinkäufe kaum Zeit blieb. Aber irgendwie
geht ja immer alles.
Kurz vor Weihnachten war ich wieder zur Kontrolle
im Krankenhaus und bekam dort meinen bereits heiß
ersehnten Reisekoffer für Charly.
Schließlich wollten wir auch heuer wieder den 24.
Dezember bei meiner Schwägerin und ihrer Familie
verbringen und bis 25. Dezember bei ihnen über
Nacht bleiben.
Aber worin hätte ich Charly transportiert? Kein Problem, es gibt einen Hartschalenkoffer mit Rollen dafür. Praktisch, nur beim Rein- und Raus heben muss
mir jemand helfen, da ist er einfach zu schwer. Ich
darf ja nur fünf bis maximal zehn Kilogramm heben
und Charly hat doch so um die 20 kg. Zum Glück
habe ich ja einen kräftigen Mann.

Meine Nichte war recht stolz, weil ich sie in die Geheimnisse von Charly einweihte und sie bei den Vorbereitungen dabei sein durfte.

Die besten Aussagen zu diesem Thema stammten aber von meinem Neffen, zu dem Zeitpunkt viereinhalb Jahre alt.
Als die Kinder wieder einmal bei uns übernachteten, kam unser Neffe wie gewohnt in der Früh zu uns ins Bett. Nachdem er ein bisschen mit seinen Stofftieren gespielt hatte, kam es wie immer zu den „Männergesprächen" zwischen meinem Mann und ihm.
Ich döste noch vor mich hin und Charly erzeugte seine üblichen Morgengeräusche, während er die restliche Flüssigkeit abpumpte.
Unser Neffe begutachtete das ganze eine Zeit lang und dann kam die beste Frage überhaupt: „Onki, sind da Auntie´s Nieren drin?"
Ich fiel vor Lachen fast aus dem Bett, weil ich es mir einfach bildlich vorstellte, wie meine Nieren im Cycler auf kleiner Flamme geröstet werden und ich sie mir dann wieder einsetze. Wir erklärten es ihm dann und er hörte fachmännisch zu.

Kurz darauf kam meine Nichte dazu und gemeinsam gingen sie Richtung Badezimmer, als sie den Abflussschlauch entdeckten. Nach einem kurzen Aufschrei meiner Nichte „Iih, da ist ja ein Schlauch mit einer Flüssigkeit drin" hockten sie sich beide gespannt davor und beobachteten genau, was sich da tat.

Und mein Neffe, ganz Mann von Welt, denn er kannte sich ja jetzt aus, erklärte: „Das sind Auntie´s Nieren!"

Ich werde diese beiden Aussagen sicher nie vergessen, denn so gelacht habe ich lange nicht mehr.

NEUN

Das alte Jahr wurde immer weniger und auch von meinem Gewicht konnte ich das ganz gut behaupten. Es ging gesundheitlich merkbar aufwärts mit mir und mein Tablettenkonsum reduzierte sich auch ziemlich.

Im Jänner hatte ich sinnigerweise genau an meinem Geburtstag den Kontrolltermin im Krankenhaus. Da lief natürlich gleich wieder der Schmäh, so wie er meistens läuft.
Wir schnitten dann auch gleich das Thema Transplantation an.
Dazu würde ich einige Untersuchungen über mich ergehen lassen müssen, damit im Vorfeld schon mal einige Risiken ausgeschaltet werden können.
Ich brauchte somit einige „Freibriefe", die da wären: Zahnarzt, Gynäkologe, Magen- und Darmspiegelung, Hautarzt, HNO, Röntgen, Ultraschall, Herzkatheteruntersuchung.

Halt stopp, was hörte ich da im Mittelteil? Magen- und Darmspiegelung???
Kommt nicht in Frage. Ich mach viel mit, aber da hört sich bei mir der Spaß auf. Ich bekomme schon die Krise, wenn mir der HNO mit dem Holzspatel die Zunge runter drückt, und dann mit einem Schlauch? Niemals. Und das andere? Ebenso nein. Und wenn, dann nur mit Vollnarkose und überhaupt. NEIN!

Wir schmissen uns dann gegenseitig immer den Ball zu und zum Schluss verblieben wir dann, dass wir auf eine Herzkatheteruntersuchung ob meiner Jugend (! – danke) verzichten können, wenn die Venenuntersuchung nichts ergäbe, und – nun ja – auf die Magen- und Darmspiegelung verzichten wir auch, wenn ich mich schon so sträube. An sich kann ja nichts sein, Probleme habe ich da und dort keine. Bei meinem Chili-Konsum haben irgendwelche Gewächse oder Bakterien nicht viel Chance.

Schön, mit dem anderen konnte ich leben. Außerdem forderte ich noch meine Unterlagen aus meiner Kindheit vom Krankenhaus in Wien an, die – zwar etwas unleserlich, zumind
est für mich – aber doch auch nach ein paar Wochen tatsächlich ankamen.

Zahnarzt und Gynäkologe waren kein Problem, denn dort bin ich ja in regelmäßiger Behandlung. Brauchte also nur eine Bestätigung von ihnen, dass alles in Ordnung sei.

Und die anderen Untersuchungen machte ich dann bei den jeweiligen Ambulanzen im Krankenhaus, aufgeteilt in ein bis zwei Tage. Ging alles ziemlich flott, außer den jeweiligen Wartezeiten, die natürlich immer gegeben sind. Die Untersuchungen selber waren immer nach ein paar Minuten erledigt.
Der Chirurg erklärte mir dann noch, wie die Operation verlaufen würde, wo das neue Organ hin käme und wie die Zirkulation dann funktioniert. Hört sich

relativ einfach an, zumindest für einen Laien wie mich. Aber so einfach wird das sicher alles nicht werden, denke ich mir.

Mit der Dialyse gab es weiterhin keine Probleme, nur mein „KAST" (Katheteraustrittstelle) machte ein bisschen Zicken. Er war entzündet und tat natürlich auch weh.
Ich war dann wieder einmal mehrmals in der Woche in der Dialysestation zur Kontrolle, es wurde auch ein Abstrich gemacht, der zum Glück negativ ausgefallen ist.

Nachdem ich fast jeden zweiten Tag vor stellig wurde, habe ich ernsthaft überlegt, mir ein Zimmer im Schwesternheim zu nehmen, denn das Krankenhaus ist neben meinem Büro ohnehin schon meine „zweite Heimat".

Das Hauptproblem für mich war weniger die Entzündung, sondern meine alt bekannte Pflasterallergie.
Ich war so glücklich, dass ich kein Pflaster mehr nehmen musste, weil die Austrittstelle sauber und trocken war, und jetzt das.
Meine Haut war vom Pflaster am ganzen Bauch knallrot und juckte wie verrückt. Aber auch da musste ich durch.
Nach ein paar Wochen war es zum Glück wieder vorüber.

In der Zwischenzeit hatte ich auch wieder private Probleme, weil meine Mutter wieder einmal für längere Zeit wegen ihrer offenen Beine ins Krankenhaus musste. Das ging natürlich wieder einmal über die Stunde und am Freitag Mittag erfuhr ich, dass sie gleich im Krankenhaus bleiben müsse. Mein Vater – wie schon erwähnt – bettlägerig, muss rund um die Uhr eigentlich betreut werden, übers Wochenende keine Heimpflege verfügbar, toll.

Mein Bruder und ich haben uns dann übers Wochenende wieder hinüber gefrettet und dank Hilfe einer guten Freundin schafften wir es, im Pflegeheim ein Bett für ihn zu ergattern, da es nicht absehbar war, wann meine Mutter wieder nach Hause kommen würde.

Mittlerweile ist aus dem Krisenpflegeplatz ein Dauerpflegeplatz geworden, aber Gott sei Dank hat er sich nach anfänglichem Heimweh ganz gut eingelebt.

Meine Mutter hatte dadurch keinen Stress, bald wieder heimzukommen und konnte sich wirklich gut erholen und alles ausheilen.

Ich hatte lange Zeit ein schlechtes Gewissen, weil ich meinem Vater das Heim nicht ersparen konnte, was ich immer wollte, aber wir haben eingesehen, dass es einfach doch das Beste für alle Beteiligten ist.

Meine Mutter hat keinen Druck mehr und kann ihr Alter auch noch ein bisschen genießen und wir haben eine Sorge wegen Pflege weniger.

Wir sind ja noch mit diesem Dünkel aufgewachsen, dass Heim gleich bedeutend ist mit Abschiebung, was es aber gar nicht ist.
Man will dem Menschen, den man liebt, die bestmögliche Pflege angedeihen lassen, und wenn diese zu Hause nicht mehr gewährleistet ist, dann gibt es zum Glück Profis, die dafür ausgebildet sind.
Es wäre meiner Mutter einfach nicht mehr zumutbar gewesen und sie hat es dann auch eingesehen.

Nach diesen doch etwas sorgenvollen Tagen war meine Entzündung wieder geheilt, dafür bekam ich plötzlich extreme Muskelschmerzen am ganzen Körper. Die fingen an vom Nacken und schlichen sich dann systematisch über den ganzen Körper.

Ich wurde natürlich sofort stutzig und stand wieder im Krankenhaus. Es war Freitag Vormittag, mein Oberarzt war nicht da, und die zuständige Ärztin stand vorerst mal vor einem Rätsel.
Wir kamen dann aber zu dem Schluss, dass es vielleicht die Tabletten waren, die ich wegen meinem zu hohen Cholesterin einnahm. In Verbindung mit der Dialyse vielleicht, wer weiß.
Ich bekam die Order, die Tabletten abzusetzen und am Dienstag noch einmal zu erscheinen, was ich auch tat.

Die Schmerzen wurden übers Wochenende besser und am Dienstag ging ich wieder ins Krankenhaus. Ich machte mir noch keine großen Sorgen, wollte ja am Mittwoch für ein paar Tage auf Skiurlaub fahren.

Es wurde ein EKG gemacht und Blut abgenommen und ich ging wieder ins Büro.
Gegen Mittag ereilte mich dann ein Anruf vom zuständigen Internisten, der mir erklärte, dass ihm das EKG gar nicht gefalle und ich am Donnerstag noch einmal kommen sollte.

„Nun", sagte ich, „das würde ich ganz gerne tun, aber ich fahre morgen auf Skiurlaub."
Daraufhin war längeres Schweigen am anderen Ende der Leitung. Der gute Mann meinte dann, er wolle mir zwar den Urlaub nicht vermiesen, aber bei diesen Werten würde er an meiner Stelle nicht fahren.

Bumm, das saß. Nach längerem hin und her meinte er dann, dass er mich am nächsten Tag, bevor ich vorhatte, auf Urlaub zu fahren, unbedingt noch einmal persönlich sehen wollte, wie ich eben so beieinander wäre usw.
Das passte mir zwar in meinen Zeitplan partout nicht hinein, aber was soll´s, die Gesundheit geht nun mal vor.

Ich fuhr dann am Morgen ins Krankenhaus zum EKG und weiterer Blutabnahme und anschließend ins Büro, um die wichtigsten Dinge noch zu erledigen (mein Chef war ebenfalls auf Urlaub, da Energieferien waren). Die Schwester sagte mir zu, mich sofort anzurufen, wenn sie etwas wüssten. Schließlich wollten wir gegen Mittag abfahren.

Nachdem den ganzen Vormittag niemand anrief tat ich es, um zu erfahren, dass man noch keine Ergebnisse hätte.

In der Zwischenzeit kam mein Mann, um mich abzuholen, wir gingen noch einkaufen und – nachdem noch immer kein Anruf gekommen ist – fuhren wir auf gut Glück zurück ins Krankenhaus.

Dort haben sie dann eben die Ergebnisse bekommen und der junge Arzt schaute mich ziemlich besorgt an. Beim EKG sei immer noch so eine Ausschreitung, die ihm nicht gefalle.

Die Enzymwerte seien zwar gesunken, aber bei weitem noch nicht am Normalstand.

Er meinte dann: „Ich nehme nicht an, dass ich sie von der Fahrt in den Urlaub abhalten kann?"

„Nein", sagte ich, „ich fahre auf jeden Fall, ich brauch diese paar Tage wirklich".

Daraufhin bekam ich die Order, Urlaub ja, aber Ski fahren nein, auf keinen Fall. Na toll, wieder ein Vergnügen weniger.

Außerdem schonen, schonen, schonen. Und wenn ich nur die kleinste Kleinigkeit spüre, sofort (!) ins nächste Krankenhaus.

Naja, Hauptsache ich durfte überhaupt fahren, war ja schon was. Das Gute war, dass meine Schwägerin, die mit ihrem Mann und den Kindern schon seit Samstag an Ort und Stelle auf der Turracher Höhe waren, auch nicht Ski fahren konnte, weil sie sich beim Tritt ins Leere auf der Treppe den Fuß ziem-

lich verletzte und mit Schiene und Krücken marschierte. So hatte ich wenigstens eine Leidensgenossin (oder umgekehrt) und wir machten uns gemütliche Stunden, während wir auf den Rest der Meute, die hungrig vom Ski fahren kam, warteten.
Ich muss sagen, der Urlaub tat mir wirklich gut, die frische Luft, das gute Essen, die Ruhe. Es war herrlich.

Frisch gestärkt kam ich deshalb auch zurück, meine Schmerzen waren weg, es ging mir gut.
Nahm ich zumindest an. Denn eine gute Woche nach meinem Urlaub hatte ich noch einmal eine EKG-Untersuchung, die wieder nicht zur ganzen Zufriedenheit ausgefallen ist.
Man schickte mich daraufhin zwei Tage später zum Gespräch mit einem Kardiologen, der mir die überaus erfreuliche Mitteilung machte, dass ich höchstwahrscheinlich einen Herzinfarkt hatte (!).

Zuerst nahm ich ihn natürlich nicht ernst, denn so etwas spürt man doch. Eben nicht, wie er mir erklärte, gerade bei Frauen würde sich der Infarkt nicht in den typischen Schmerzen bemerkbar machen, die in den Lehrbüchern stehen, sondern versteckt und eher unbemerkt.
Meine vermeintlichen Muskelschmerzen waren eben wahrscheinlich ein Infarkt.
Und um das abzuklären, käme ich um eine Herzkatheteruntersuchung nicht herum.

Jubel, da kommt Freude auf. Er machte mir also dann doch gleich einen Termin in zwei Wochen aus und ich ging dementsprechender Laune hinunter zur Dialysestation, um ihnen die frohe Kunde zu bringen.

Mein anderes Problem war Charly. Für diese Untersuchung musste ich für zwei bis drei Tage ins Krankenhaus, konnte ich ihn da mitnehmen? Wie sollte das gehen in einem 4-Bett-Zimmer? Und händisch Beutel wechseln würde ein Problem werden, wenn ich ein paar Stunden nicht aufstehen durfte, ich aber alle zwei bis drei Stunden wechseln sollte.

Dankenswerterweise hat eine Dialyseschwester ihre Beziehungen spielen lassen, sodass ich in ein 2-Bett-Zimmer kam, wo ich Charly gut mitnehmen konnte. Das war natürlich optimal (wenn man von der ganzen Sache überhaupt von optimal sprechen konnte, aber gut).

Da ich ja nicht ich wäre, habe ich mir den Termin zum Einchecken ins Krankenhaus für elf Uhr geben lassen, damit ich vorher noch ins Büro gehen konnte. Außerdem wäre da der Trubel nicht mehr so groß bei der Aufnahme.

Das stimmte zwar, aber auf dem Weg zur Bettenstation kam ich im Lift bei zufälliger Durchsicht meines Aufnahmeblatts drauf, dass sie mir ein falsches mitgegeben hatte. Ich weiß nicht mehr, welche Daten drauf gestanden sind, aber definitiv nicht meine eigenen.

Also wieder den ganzen Weg zurück, das Missverständnis aufgeklärt und mit den richtigen Unterlagen retour zur Bettenstation.

Dort wurde ich nett im Empfang genommen, die Aufnahmeschwester wusste schon Bescheid ob meines kleinen „Hausfreundes". Den würde ich am Abend frei Haus geliefert bekommen.

Meine diesmalige Zimmergenossin war eine alte Dame, sehr nett, aber taub wie ein Socken.
Mein Problem war, wie erkläre ich ihr das mit dem Mundschutz usw.?
Irgendwie habe ich ihr das aber dann doch erklären können (ich glaube, man hörte mich noch zwei Zimmer weiter, so laut musste ich sprechen) und es hat auch gut funktioniert.

Wir verstanden uns diese zwei Tage ganz gut, soweit man von verstehen halt sprechen kann.
Die Dezibelgrenze wurde sicher einige Male überschritten, aber meist verständigten wir uns durch Zeichensprache, was bestens funktionierte.

Am nächsten Morgen wurde ich dann in den OP gebracht, wo man mich freundlich begrüßte, über alles Mögliche und Unmögliche aufklärte (eh klar, muss sein, aber was blieb mir anderes übrig?).

Die Untersuchung selber habe ich mir wesentlich schlimmer vorgestellt.

Wenn ich die Wahl hätte zwischen Nierenpunktion und dem, würde ich zweimal lieber die Herzkatheteruntersuchung machen. Ehrlich.

Der Stich in der Leiste ist harmlos und dann spürt man nichts mehr.

Ich habe so auf den Monitor geschaut, sah dort einen schwarzen Fleck, der dauernd pumpte und stellte dann fest, dass es mein Herz ist.

Auf einmal sah ich einen kleinen Faden, wurmähnlich, in die Richtung des schwarzen Flecks wandern.

Auf meine Frage, was dies sei, meint der Arzt lapidar: „Wir sind schon drin".

Ah ja, so ist das also, der fummelt in deinen Venen, Adern und sonst was rum und du spürst es nicht einmal.

Ich fand das cool und schaute fasziniert dem Treiben zu.

Nach ein paar Minuten war es vorbei, und er meinte, es sei alles in Ordnung, die Herzkranzgefässe quasi jungfräulich. Na fein, also falscher Alarm, juhu.

Nur warum hatte ich dann die Muskelschmerzen, hm?

Ich kam dann in eine Art Aufwachzimmer, wo sich die Schwester mit ihrem vollen Gewicht fast eine Viertelstunde auf meine Leiste warf, damit die sich die Wunde gut schließt.

Mir war es egal, aber ich glaube, für sie war es ziemlich anstrengend.

Danach bekam ich wieder einen Sandsack drauf und die Order, zwei Liter Tee zu trinken, was ich zum Glück abwenden konnte, indem ich ihnen erklärte, dass ich als Dialysepatientin nicht so viel trinken dürfe (und von dem Gesöff schon gar nicht).
Wir einigten uns dann auf einen halben Liter. Den Rest habe ich mir in Form von Mineralwasser am Zimmer einverleibt.

So lag ich nun für die nächsten Stunden, reglos mit Sandsack und las in dieser Zeit einen nicht allzu kleinen Schmöker, den ich mir extra mitgenommen hatte komplett aus.
Ich weiß nicht mehr, wie viele Stunden ich insgesamt liegen musste, ich glaube, es waren so sechs bis sieben.
Ich weiß nur, dass ich, als ich endlich aufstehen durfte, die Toilette noch nie so schnell aufsuchte, wie in diesem Moment.

Am nächsten Morgen wurde ich dann wieder in Gnaden entlassen, Schmerzen hatte ich keine mehr. Mein Chef holte mich ab und wir fuhren ins Büro, damit ich meinen Alltag wieder aufnehmen konnte.

Zwei Tage später, es war ein Freitag, das weiß ich noch genau, ging es wieder los. Ich saß gerade im Kaffeehaus, als die Schmerzen wieder los gingen vom Nacken abwärts über die Schultern, Rücken und im Laufe des Nachmittags bis hinunter in die Beine. Am Wochenende konnte ich mich so gut wie gar nicht mehr bewegen vor lauter Schmerzen.

Am Montag hatte ich ohnehin meine monatliche Kontrolle in der Dialysestation, wo ich ihnen mein Problem wieder darlegte.

Nach einigem Überlegen von Seiten des Arztes kamen wir zu dem Schluss, dass es doch die einen Medikamente sein müssen, die ich wegen der hohen Blutfette einnahm.

Also weg damit.

Und es kam, wie es kommen musste, die Schmerzen hörten auf und kamen seitdem nie wieder.

Die nächsten Monate sind eigentlich ohne besondere Vorkommnisse vor übergegangen, wenn man davon absieht, dass wir aus dem Haus wieder ausgezogen und noch einmal übersiedelt sind. Den Grund dafür möchte ich hier nicht näher erörtern, nur so viel: *„Es kann der Frömmste nicht in Frieden leben, wenn es seiner bösen Verwandtschaft nicht gefällt.“*

Der Umzug ging zum Glück relativ schnell über die Bühne, auch wenn es wieder sehr viel Arbeit war.

Klar hab ich mehr getan als ich sollte, was natürlich zur Folge hatte, dass ich eine leichte Entzündung beim KAST hatte. Nun ja, wer nicht hören will, muss fühlen.

Jemand, der sich sehr über die neue Behausung freut, ist mein „Dealer“, der mir meine monatliche Lieferung bringt. Der kann jetzt mit dem Lieferwagen bis vor die Haustür fahren und ebenerdig die Schachteln rein tragen und aufstapeln. Der ist jetzt in weniger als zehn Minuten fertig und muss keine Stiegen mehr steigen.

Mitten in die Umzugsarbeiten fielen heuer auch wieder meine beiden Ballettabende im Juni.
Zuerst war ich mir nicht so sicher, ob ich überhaupt mitmachen konnte. War ja doch selten beim Training und anstrengend würde es auch wieder werden. Zwei Wochen lang fast jeden Tag Proben, Bühnenauf- und –abbau. Würde ich das schaffen?
Ich beschloss, wenn ich das durchziehe, dann bin ich wirklich wieder wie früher. Also würde ich es schaffen.
Die Abende waren wieder ein voller Erfolg und mir ging es trotz Anstrengungen wirklich gut.
Jetzt war ich wirklich wieder zurück.

Unseren Urlaub verbrachten wir wieder zu Hause, wir mussten uns ohnehin noch fertig einrichten, und irgendwie machten sich da schön langsam meine Depressionen bemerkbar.
Hatte zu nichts recht Lust, hing herum.

Und Anfang September hat es dann so richtig zugeschlagen. Ich weiß nicht, wann, ich weiß nicht, warum, aber plötzlich kam alles wie eine riesige Welle über mich. Es hat mich sozusagen alles einmal so richtig eingeholt.
Bis dahin habe ich es immer weg geschoben, habe mich mit Arbeit zugedeckt, habe alles nur positiv gesehen, dass eh alles super ist und ich froh sein muss, dass es mir so gut geht und ich die Möglichkeit dieser Dialyse habe usw. usw.

Aber jetzt hatte ich plötzlich das furchtbare Gefühl, als ob ein schwerer Stein auf meiner Brust läge, den ich nicht weg rollen könnte. Es ist schwer zu erklären. Ich wollte durch atmen und konnte nicht.
Ich hatte und habe vielleicht noch immer leicht eine regelrechte „Midlifecrisis".

Irgendwie hatte ich plötzlich ein Problem mit Charly, dass ich im wahrsten Wortsinn „angehängt" war jede Nacht, nicht aus konnte, nicht einfach mal für eine Nacht oder zwei wegfahren konnte. Mir fiel die Decke auf den Kopf. Ich fühlte mich in der neuen Umgebung nicht wohl, war nicht zu Hause, so oft es ging, hätte am liebsten alles hin geschmissen, hinter mir gelassen und neu begonnen. Es wurde mir einfach alles zu viel, die Dialyse, der Umzug, einfach alles.

Mich nervt, dass ich nicht alles alleine machen kann, Hilfe brauche bei manchen Arbeiten, oder nur, um irgendwas zu tragen. Ich will immer unabhängig sein, aber ich muss lernen, mir helfen zu lassen und zu wissen, was mein Körper kann und was nicht.

Ich denke manchmal, dass dies doch nicht alles gewesen sein kann. Keine Höhen und Tiefen, bzw. mehr Tiefen als Höhen in meinem Leben?

Wie soll das weitergehen, hänge ich bis an mein Lebensende an der Dialyse? Bekomme ich irgendwann eine Niere und wenn ja, geht es mir nachher wirklich besser? Oder vertrage ich die Medikamente nicht, die ich dann nehmen muss und gehe vielleicht wieder auseinander wie ein Germknödel? Oder vertrage ich die fremde Niere nicht? Fragen über Fragen.

Meine Laune war entsprechend der eines angeschossenen Grizzlybären und ich mochte mich selbst nicht leiden.
Ich kenne das ja schon, hatte ich vor einigen Jahren schon einmal, aber diesmal war es irgendwie noch schlimmer, weil ich eben doch alles anders war und ich nicht aus kann.

Midlifecrisis pur also, der 40er klopft an die Tür, aber was soll ich dagegen tun?

Schön langsam hat es sich zwar wieder eingerenkt, aber ganz darüber hinweg bin ich noch immer nicht. Ich treffe mich viel mit Freunden, um mich abzulenken, denn zu Hause fange ich immer wieder zu grübeln an und das ist nicht gut für mich.
„Hilf dir selbst, sonst hilft dir keiner" ist meine Devise, ich muss mich da einfach selber raus ziehen. Je mehr Zeit vergeht, desto besser, aber es werden sicherlich wieder Rückschläge kommen, das ist mir klar.

Wahrscheinlich ist das aber auch ein Zeichen, dass es mir vielleicht wieder zu gut geht. Ich habe keine besonderen gesundheitlichen oder andere Probleme, also ist mir fade.

Mein Beruf und mein Nebenjob genügen mir scheinbar nicht, irgendwas fehlt mir. Ich bin irgendwie auf der Suche, nur wonach?

Letztens war ich als „lebendes Beweisstück" bei einer Schulung für Bauchdialyseschwestern, damit sie mir Fragen stellen konnten. Hat Spaß gemacht, das könnte man ausbauen. Warum soll man nicht andere Patienten oder Lehrschwestern an seinen Erfahrungen teilhaben lassen?

Mittlerweile war ich dann aber wieder einmal anderweitig ein wenig abgelenkt, denn seit Mitte September laborierte ich an einer offenen Stelle beim KAST. Irgendwie wollte das einfach nicht recht heilen

Zuerst hat es nur leicht geblutet, dann hatte sich wildes Fleisch gebildet und ich war wieder jeden zweiten Tag im Krankenhaus zum Verbinden und lapisieren, sprich veröden (schön langsam ist der Gedanke an ein Zimmer im Schwesternheim nicht mehr so abstrus, finde ich).

Nach zwei Wochen war ich dann schon etwas verzagter, weil so gar nichts weiterging. Die Schwestern waren zwar zuversichtlich, dass wir das in den Griff bekommen würden (ich nehme an, ich war nicht die erste, die so etwas hatte), aber selber zweifelt man schön langsam an den ärztlichen und schwesterlichen Künsten.

Es war nicht das Problem, dass ich jeden zweiten Tag zum Verbinden ins Spital musste, ich hatte auch keine Schmerzen, aber dass ich nicht duschen durfte, sondern nur waschen, damit die Wunde nicht nass wird, ließ mich nicht gerade in Begeisterungsstürmen ausbrechen.

Ich kannte das ja schon vom Vorjahr, nachdem ich den Katheter ein operiert bekam, aber dass das jetzt wieder so dahingeht, fand ich nicht gerade optimal.

Außerdem war ich wieder einmal in meiner Bewegungsfreiheit eingeschränkt, sprich beim Tanzen konnte ich viele Bewegungen nicht machen, ich durfte nicht einmal staubsaugen oder mich großartig bücken. Na toll.

Aber dann nach fast vier Wochen und ich glaube dreimal lapisieren wurde es dann plötzlich schlagartig besser. Es blutete und nässte nicht mehr und wurde immer schöner. Na also, geht doch.
Mittlerweile ist es wieder wunderschön verheilt, ich darf duschen und kann auch beim Training wieder alles mitmachen. Staubsaugen kann ich auch wieder, was mich noch weniger gestört hat.

In der Zwischenzeit hat sich der Tag meiner Hiobsbotschaft zum ersten Mal gejährt. Ich kam eigentlich ganz zufällig nach einem Blick in den Kalender drauf, und da war mir auch plötzlich klar, warum ich so depressiv war.

Mir wurde einfach bewusst, was sich alles in diesem Jahr ereignet hat und das war doch etwas viel für mich.

Ich würde es gerne mal wie der Schauspieler Hape Kerkeling machen, nach dem Motto „Ich bin dann mal kurz weg", aber leider geht das zurzeit nicht.

Ich habe mir aber fest vorgenommen, dass wenn ich einmal eine neue Niere bekomme, ich mir wirklich einen tollen Urlaub gönne, irgendwohin fliege und einmal alles hinter mir lasse.

ZEHN

Nun, das sind so meine Erfahrungen und Erinnerungen an mein erstes Jahr mit der Dialyse.
Es geht mir zurzeit wirklich recht gut und mein Leben mit Charly und meiner „Nabelschnur" ist mittlerweile eigentlich Routine geworden.
Die Alarme halten sich in Grenzen und ich schlafe tief und fest.

Das Beste für mich ist, dass ich mich bezüglich der Trinkmenge nicht mehr großartig einschränken muss, eigentlich gar nicht, für mich reicht es, und auch beim Essen keine besonderen Tabus habe. Das, was ich nicht essen soll, mag ich ohnehin nicht besonders.

Manchmal stört die Nabelschnur natürlich schon, hin und wieder drückt und zwickt sie in der Hose, dann muss man sie eben „richten". Das wichtigste ist, keinen allzu kleinen Slip anzuziehen, damit alles schön Platz hat. Aber das lernt man alles.

Ich betrachte die zehn Minuten, die ich brauche, um Charly am Abend arbeitsbereit zu machen als meine zehn Minuten Rückzug, die mir gehören, wo ich zur Ruhe komme und auch ein bisschen den Tag Revue passieren lasse.
Es gehört eben am Abend dazu, wie das Abendessen, Duschen und Zähne putzen.

Ich bekomme eigentlich immer meinen „Schönheitsschlaf", weil ich mich unter der Woche fix um spätestens 23.00 Uhr „anhängen" muss, damit sich der Rhythmus mit den acht Stunden ausgeht. Natürlich schlafe ich nicht gleich, sondern lese noch, Hauptsache Charly kann seine Arbeit machen.

 Das ist aber eigentlich auch kein Problem und am Wochenende ist es egal, wenn es mal später wird. Ich schlafe ohnehin gerne lang. Man bekommt das alles in den Griff.

Mittlerweile erkenne ich an den Geräuschen von Charly, in welchem Stadium er sich gerade befindet, ob Auslauf, Einspülung, aufheizen usw. (ich weiß, es klingt wie eine Waschmaschine, aber es ist wirklich so).

Sicherlich ist es manchmal störend und nervig, weil man so gebunden ist, aber ich bin trotzdem jeden Tag wieder froh, dass ich Charly habe und nicht dreimal in der Woche ins Krankenhaus zur Dialyse muss.
Denn das Leben, das ich jetzt führe, ist eigentlich genauso normal wie früher.

Es geht mir wirklich gut, ich habe wieder mein Normalgewicht, meine Kleidergröße hat sich auch wieder normalisiert und ich kann wieder alles anziehen. Da macht auch das Einkaufen endlich wieder Spaß.

Natürlich gibt es manchmal kleinere Probleme, wie Entzündungen beim KAST, die schmerzen und teilweise nässen, aber ich bin in guter Behandlung. Das bekommt man wieder hin.

Ich will nicht behaupten, dass mit der Bauchdialyse alles eitel Sonnenschein ist, und sie das einzig Wahre ist, Probleme und Krisen gibt es auch da, aber für meine Begriffe ist es einfach die angenehmere und vielleicht auch einfachere Alternative zur Hämodialyse.
Ich bin sehr froh, dass ich die Möglichkeit habe, diese Art der Dialyse machen zu können und es wäre schön, wenn mehr Patienten diese Möglichkeit hätten bzw. nutzen würden.
Viele Patienten wissen wahrscheinlich gar nicht, was sie für Möglichkeiten haben, weil sie von Ärzten und Pflegepersonal vielleicht nicht darauf hingewiesen werden.
Natürlich ist diese Art der Dialyse nicht für jeden Patienten geeignet, es gibt verschiedene Faktoren und Bedingungen, die zu erfüllen sind, was vielleicht bei manchen Patienten nicht möglich ist, oder von ihnen selber nicht erfüllt werden will.
Aber ich glaube, dass viele gar nicht darüber aufgeklärt oder ihnen die Alternativen nicht schmackhaft genug gemacht werden, sondern eher „verteufelt", dass sie aus Furcht davor, dies nicht beherrschen zu können, oder weil die Lebensumstände daheim angepasst werden müssen, lieber zur normalen Hämodialyse greifen.
Es sind natürlich manche Einbußen in Kauf zu nehmen, wie eben zum Beispiel das viele Material, der Bauchaustritt mit Katheter, kein Baden im Freibad,

auf Urlaub fahren mit allem Zubehör, usw., aber wie gesagt es ist schonender für den Körper, vor allem, weil man mehr trinken kann, als bei der Hämodialyse.

Das allein ist schon ein so großer Vorteil, dass ich es nur empfehlen kann. Denn dauernd Durst zu leiden und kaum etwas trinken zu dürfen, ist – zumindest für mich – das Schlimmste, was es gibt.

Man muss sich ja nicht gleich entscheiden, aber durch den Kopf kann es sich jeder gehen lassen.

Wie gesagt, ich will die Hämodialyse wirklich nicht schlecht machen, ich bin dankbar und froh, dass es sie gibt, und sie auch ermöglicht wird, denn sonst wäre mein Leben bereits vorbei.

Charly wird mich sicher noch einige Jahre begleiten, ich glaube nicht, dass es für immer sein wird, denn ich bin zuversichtlich, einmal eine Niere zu bekommen.

Und diese Zeit werde ich einfach nehmen, wie sie ist, vielleicht sogar auf bestimmte Art genießen, weil es mir wirklich gut geht mit „ihm". Das kann mit einer Niere wieder anders sein, wer weiß. Schließlich muss ich dann auch wieder schwere Medikamente einnehmen, um die Abstoßungsgefahr zu verhindern. Obwohl ich doch glaube, dass es mir auch dann gut gehen wird und ich das Leben wieder voll genießen kann.

Andere Frauen haben einen Hausfreund, ich habe -
„Charly".

ENDE

DANKE

Mein besonderer Dank gilt den Schwestern, Pflegern und Ärzten der Dialysestation im AKH Linz, allen voran den „Perlen" Schwester Eva und Schwester Doris, die mir wirklich wieder ins Leben zurück geholfen haben.

Und natürlich speziell meinem Mann, meiner Familie und meinen Freunden, die immer zu mir gestanden sind. Was wäre ich ohne sie.

Ebenso dem Team der Firma Gambro, meinem „Einschuler" Herrn Schütz, das mich immer freundlich unterstützt und regelmäßig mit meinem Zubehör versorgt.

Auch meinem Internisten gebührt mein Dank, der mich schon mehr als zehn Jahre unter seinen Fittichen hat und immer alle Möglichkeiten ausschöpft, um mir bestmöglich zu helfen.

And last but not least meinem „Big Boss", der mir trotz der vielen krankheitsbedingten „Fehlstunden" immer die Treue gehalten hat und nach wie vor hält.

Karin Pisar

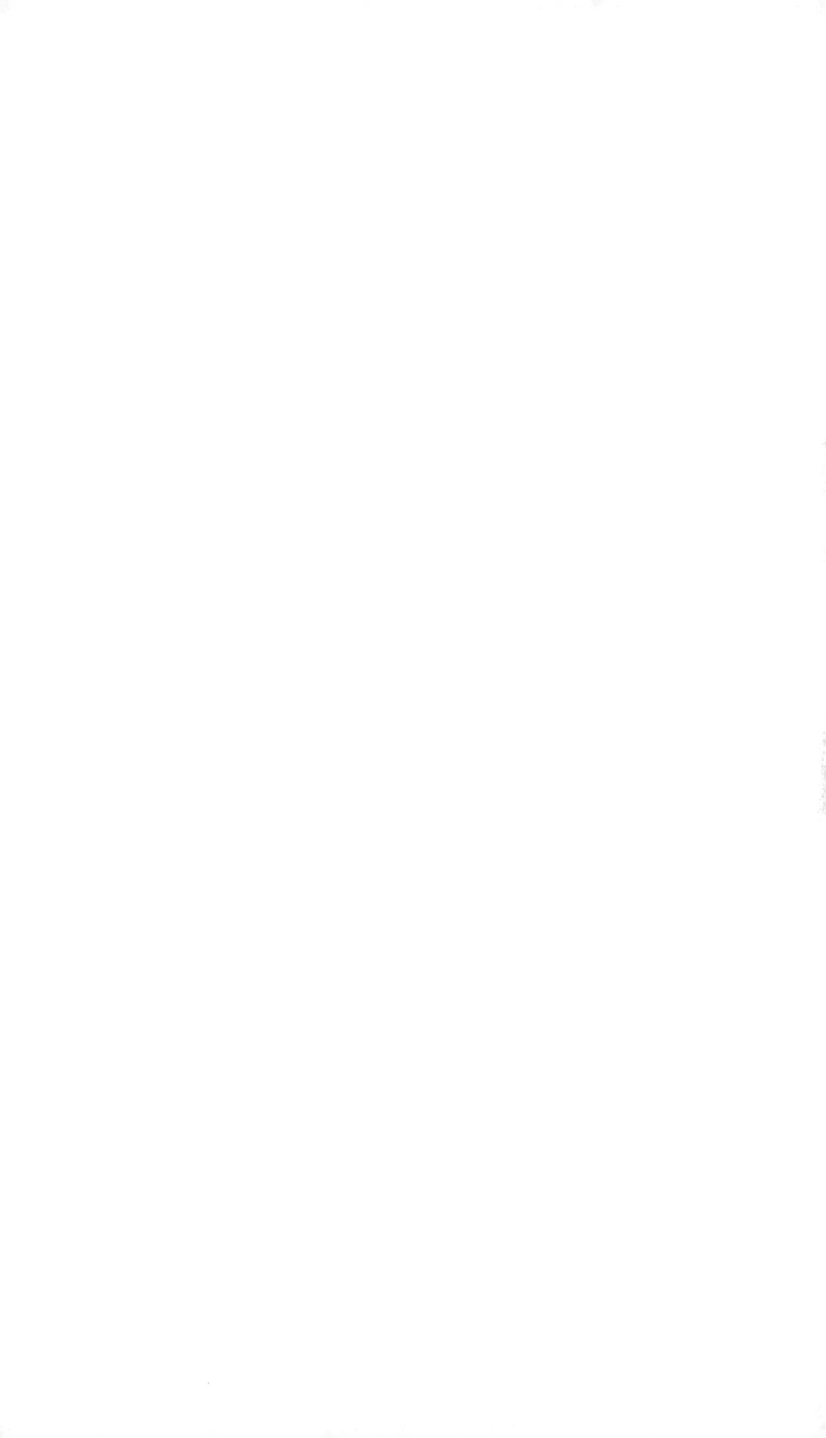